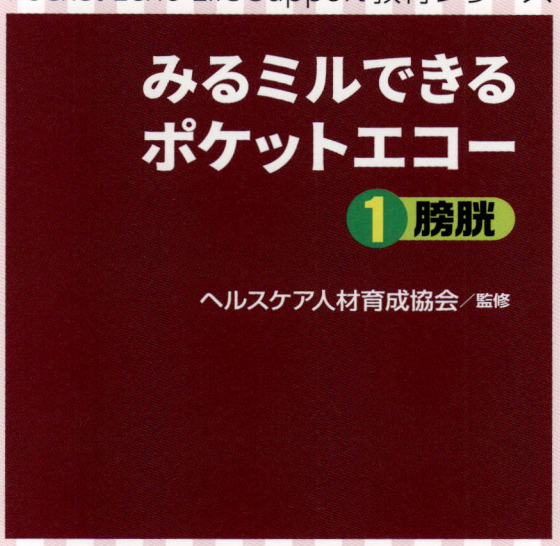

■ 執筆者（五十音順）

上野美幸	山梨市立牧丘病院 看護師
大﨑久代	公益社団法人地域医療振興協会 与那国町診療所 看護師
小林　只	弘前大学医学部附属病院 総合診療部 医師
柴田愛美	社会福祉法人壽光会 特別養護老人ホーム笛吹荘 看護師
並木宏文	公益社団法人地域医療振興協会 与那国町診療所 医師
古屋　聡	山梨市立牧丘病院 医師
松崎正史	一般財団法人ヘルスケア人材育成協会 ソニックジャパン株式会社 臨床検査技師
松土はつみ	山梨市立牧丘病院 看護師
山口睦弘	一般財団法人ヘルスケア人材育成協会 臨床検査技師・超音波検査士

■ 編集顧問

加藤博之	弘前大学医学部附属病院 総合診療部 医師

推薦のことば

　2025年に向けて，病院から住まいへの早期退院を促し，住まいで暮らし続けるための地域包括ケアシステムづくりが急がれています．

　今後ますます，私たち一人ひとりが「地域でどう生ききるか」が問われるとともにケア提供者個々に「自律的なケアの提供と多職種協働」が求められます．

　診断は医師の業務ですが，これからの訪問看護師は，このような機器を活用してケアの根拠とする，科学的・客観的なデータを医師に伝える，あるいは本人や家族，介護職員等に説明して，納得していただくことが重要となってきます．

　このたび発刊されたテキスト「みるミルできる ポケットエコー ①膀胱」は，大変丁寧にわかりやすくポケットエコーの使い方や見方が記載されております．さらに研修を受けることによって技術を習得し，適切に活用できる訪問看護師が増えることで，在宅療養者のQOLの向上が図られることを期待いたします．

公益財団法人日本訪問看護財団 理事長　清水嘉与子

出版によせて

　在宅医療の現場において，医師だけでなく看護師にとっても大変有益なツールとなるエコーの学習・研修用のテキストが上梓されました．本書では，体液管理の一つである膀胱エコーを中心に，エコー機器の具体的な操作方法，エコー画像の基本的な見方，症例の解説などの基本的な内容が懇切丁寧に記載されています．そのため，初めてエコー装置を扱う看護師にとっても，その有用性を十分理解・実感できる内容となっています．今後，エコーは医療機関内だけなく様々な場面での使用が期待されています．研修用のテキストとして発行された本書ですが，在宅医療や医療機関外で奮闘されている看護師の皆様にはぜひ一読していただき，エコーを有効に利用・活用していただくことを期待するものです．

公益社団法人全日本病院協会 会長　西 澤 寛 俊
一般社団法人日本病院会 会長　堺　　常 雄

　今般，一般財団法人ヘルスケア人材育成協会により，ポケットエコー講習会用のテキストが上梓されました．ポケットエコーは，在宅医療を含めヘルスケア関連の現場で医師だけでなく医療従事者にとって大きなツールとなるものです．本書は，体液管理の一つである膀胱エコーを中心に懇切丁寧に編集されており，初めてエコー装置を取り扱うものにとっても，十分理解できる内容となっています．

　在宅医療の現場においても，多職種連携，協働を推進していくことは言うまでもありません．その一つのツールとしてエコー検査があります．看護師をはじめとした専門職がエコーを用いた情報を共有することは，正に多職種連携につながっていくものであると思います．ぜひ本書を一読していただき，エコー装置をコミュニケーションツールの一つとして利用していただくことを願うものです．

チーム医療推進協議会 代表（日本理学療法士協会 会長）　半 田 一 登

現場からの熱いメッセージ

ケアする社会を目指して！〜エコーは全く異なる道具に生まれ変わっていく〜

　携帯型エコーは単に小さく持ち運びができる便利なエコーではありません．これまでエコーがなかった場所へ持ち出したり，これまでエコーを扱ったことのない医療介護専門職に技術移転したり，用途を特化して患者や家族，さらには住民に棚卸しすることで，これまでとは全く異なる道具に生まれ変わる可能性を秘めています．また，IoTや遠隔診療の端末として位置づけられれば，新たな発見や技術革新をもたらす可能性も期待されます．

社会医療法人ジャパンメディカルアライアンス東埼玉総合病院
在宅医療連携拠点菜のはな 室長　中野智紀

医療のパラダイムチェンジが起きている〜医療者もエコーも地域へ飛び出す時代〜

　医師や看護師など医療者が地域に飛び出す時代（在宅医療・地域包括ケア）になりました．病院と地域では専門職のあり方は大きく異なり，パラダイムチェンジが必要と感じています．決める専門家から一緒に考える専門家へ．エコーも病院を飛び出した時，診断することだけではなく，より多くの人たちが話し，考え，共感しながら進んでいくことをサポートするツールになるのだ，と確信しました．

オレンジホームケアクリニック 代表　紅谷浩之

こんな時代を待っていた！〜エコーは新時代の聴診器〜

　エコーはスクリーニングや精査ための機器と考えていた私にとって，ポケットエコーは何の魅力もありませんでした．しかし，本分野に出会い，その考えは一掃されました．ポケットエコーは身体診察の道具！という切り口に唖然とし，尿閉の評価や肺エコーなど，まさに新時代の聴診器の使い方を解説しています．本書を読むと，不思議と診断学を学んだ気になります．もう一度，診察・アセスメントの魅力を感じたい方に最適の一冊です．

多摩ファミリークリニック　大橋博樹

監修のことば

　2025年には，団塊の世代である75歳以上の後期高齢者が2200万人，つまり，4人に1人が75歳以上という超高齢社会が到来します．これまで国を支えてきた団塊の世代が給付を受ける側に回るため，医療，介護，福祉サービスへの需要が高まり，社会保障財政のバランスが崩れると指摘されています．

　我が国におけるこの超高齢社会に対応するために社会保障制度および医療・介護政策の見直しが行われております．地域包括ケアシステムと効率的で質の高い医療提供対策の構築，在宅医療への対応，医療・介護の一体的推進ということで進められています．

　本書は，ポケットエコー・ライフ・サポート（Pocket Echo Life Support: PELS）教育シリーズの「みるミルできる　ポケットエコー　①膀胱」として編集されたテキストです．本書では，主に看護師を想定した，在宅医療や訪問看護等を支える一つのツールであるポケットエコーの使い方を習得するため，エコーの学習方法，膀胱の病態生理，症例，膀胱エコーのピットフォール，さらに今後のポケットエコーの可能性までが包括されています．医師が精密検査で使用するような使い方ではない「現場の判断寄与のための使用方法」を，シミュレータを用いて学習体験できます．

　在宅医療などの様々な現場で，看護師を筆頭に，多くの医療者が適切かつ手軽にエコーを使い，患者の状況を的確に判断できる技術を習得し，患者さんのよりよいアセスメントのために本書を活用していただくことを願うものです．

　　　　　　　　　　　　　　一般財団法人ヘルスケア人材育成協会 理事長　北 村 善 明

はじめに

　本格的な高齢化社会に突入した日本では，1人で多様な病気をもつ後期高齢者が急増し，医療体制にとって過大な負担となっています．そのため，高度医療（iPS細胞など）の対極である「安全・簡単・低コスト」で実施可能なツールの開発や普及が期待されています．ポケットエコーはその1つです．

　2013年7月に拙書「ポケットエコー自由自在（中外医学社）」が出版されてから2年余りの年月が経ちました．パソコン機器が「デスクトップパソコン→ノートパソコン→スマートフォン」と進歩し，それぞれが生活で自然と使い分けられているように，エコーも「検査室の設置型エコー→外来の移動式エコー→ポケットエコー」と同じ道を歩んでいます．従来，医師などの一部の医療者のみが使用していたエコーは，技術進歩による低価格・使いやすさ・画質向上が叶い，多くの人々が使える環境になりつつあります．

　エコーというと医師でも難しい道具というイメージがあるかもしれません．しかし，現状としては，医師は聴診器の如く診察の一部として，看護師は病棟から訪問看護などでの血圧測定機と同じようなアセスメントのための道具の1つとして，療法士は運動器ケア技術の標準化と質の担保と学習の道具として，鍼灸師は気胸の確認や鍼先の確認の道具として，介護士や一般人にとってのセルフケアの道具として，様々な人にエコーが使用される時代の兆しが見えています．一方で，その他の多様なヘルスケア関連機器と同様に，医療機関・地域において，その使用方法・判断基準に十分なコンセンサスが取れているわけではありません．本書とPELS教育コースが，現場で有益かつ誠実に使用されるための指針の第一歩になることを期待しています．

著者を代表して

弘前大学医学部附属病院 総合診療部　小林　只

もくじ

第1章 ポケットエコー・ライフ・サポートとは？ 1

- 1-1 背景 1
- 1-2 質の担保と教育 2
- 1-3 ポケットエコー・ライフ・サポート：
  Pocket Echo Life Support（PELS） 2
- 1-4 看護・介護で役立つポケットエコー導入ポイントの代表例 4
- 1-5 膀胱エコーから始めよう 5

第2章 学習方法 7

- 2-1 エコー学習・習得の方法 7
  - 2-1-1 エコー画像の基本的な見方 7
  - 2-1-2 検査室のエコーを使ったことが「ある」方々へ
    （医師，検査技師など） 12
  - 2-1-3 検査室のエコーを使ったことが「ない」方々へ
    （看護師他，多数のみなさん） 13
- 2-2 プローブの持ち方，操作のコツ 14
  - 2-2-1 プローブの持ち方 14
  - 2-2-2 プローブ操作のコツ 15
- 2-3 膀胱シミュレータモデルの概説 16
  - 2-3-1 各部位の名称と持ち方 16
  - 2-3-2 各キューブのエコー画像：
    大きさの比較，膀胱エコーの基本画像4つ 17
  - 2-3-3 各キューブの説明 19

i

2-4	膀胱エコーの操作手順	24
	2-4-1　横操作では扇操作，縦操作では回旋操作とスライド操作	27
2-5	膀胱容量当てクイズ	30

第3章　膀胱の病態生理　35

3-1	男性と女性の膀胱の違い	35
3-2	尿排出機能は"グー"と"パー"	36
3-3	おしっこが出ない	38
3-4	おしっこの回数が多い	40
3-5	おしっこ漏れている	41
	3-5-1　腹圧性尿失禁	41
	3-5-2　切迫性尿失禁	42
	3-5-3　溢流性尿失禁	43
	3-5-4　機能性尿失禁	44
3-6	おしっこの回数が少ない	45
3-7	排尿障害と蓄尿障害	46
	3-7-1　排尿障害	46
	3-7-2　蓄尿障害	48
3-8	おしっこは体内循環のバロメーター	52
	3-8-1　脱水	52
	3-8-2　うっ血性心不全	54

第4章　さあ，やってみましょう　57

症例①	「おしっこが出ない」脱水？ 尿閉？	57
1	実際にエコーをやってみよう	59
2	エコー実施の結果	60
3	症例①：解説	63
	まとめ	65

看護師のコメント
　　①ポケットエコーを病棟で活用してみて　　　　　　　　　　67
　　②成功体験が第一歩です　　　　　　　　　　　　　　　　　68
　STEP UP　膀胱エコーが役立つ様々な場面　　　　　　　　　　69

症例②　体液管理は膀胱エコーから！　脱水の補液，いつまで？　71
　1　症例①の要領で膀胱エコーを実施しました　　　　　　　　71
　2　エコー実施の結果　　　　　　　　　　　　　　　　　　　72
　3　症例②：解説　　　　　　　　　　　　　　　　　　　　　75
　まとめ　　　　　　　　　　　　　　　　　　　　　　　　　　80
　看護師のコメント
　　①ポケットエコーを外来で使ってみて　　　　　　　　　　　84
　　②医師との適切な連携　　　　　　　　　　　　　　　　　　85
　STEP UP　患者の動線を意識した膀胱エコーの活用方法　　　　86

症例③　おしっこが出なくなってきた？　下肢のむくみもあり　88
　1　症例①の要領で膀胱エコーを実施しました　　　　　　　　89
　2　エコー実施の結果　　　　　　　　　　　　　　　　　　　90
　3　症例③：解説　　　　　　　　　　　　　　　　　　　　　93
　まとめ　　　　　　　　　　　　　　　　　　　　　　　　　　99
　看護師のコメント
　　①ポケットエコーを訪問看護で活用してみて　　　　　　　103
　　②使い続けて，みんなと連携　　　　　　　　　　　　　　104
　STEP UP　下大静脈，頸静脈，肺エコー　　　　　　　　　　105

症例④　おしっこの不安を解消するためのポケットエコー　107
　1　症例①の要領で膀胱エコーを実施しました　　　　　　　107
　2　エコー実施の結果　　　　　　　　　　　　　　　　　　108
　3　症例④：解説　　　　　　　　　　　　　　　　　　　　110
　4　症例④：問題　　　　　　　　　　　　　　　　　　　　118
　まとめ　　　　　　　　　　　　　　　　　　　　　　　　　124
　5　症例④の患者さんのその後　　　　　　　　　　　　　　127
　看護師のコメント
　　①特別養護老人ホームでポケットエコーを使用してみて　　129
　　②気がるにエコーを使ってください　　　　　　　　　　　129

STEP UP　薬物療法・非薬物療法への応用，排尿日誌＋エコー，
　　　　　自動計測機器との違い　　　　　　　　　　　　　131

第5章　膀胱エコーのピットフォール　134

質問①　実際の患者さんとシミュレータの違いは？　135
質問②　エコーで評価した尿量よりも，導尿・排尿後の尿量が
　　　　思ったよりも多いのですが？　136
質問③　黒い部分2つ？……あるのですが？　138
質問④　尿閉だけど，原因が……わかりません．　140
質問⑤　よく見ると腎臓にも黒い部分があるのですが？　141
質問⑥　肥満体型の方でうまく見えないことが多いのですが？　142
質問⑦　エコーゼリーを忘れてしまいました？　142
質問⑧　エコーのバッテリーが切れそうです．　143
質問⑨　エコーゼリーが冷たいのですが……．　143

コラム　与那国島でなぜかエコーを持っていた住民の話　144

第6章　ポケットエコーは大衆化されたヘルスケア・デバイスの1つ　145

6-1　みんなで使うポケットエコーは地域のミカタ　145
6-2　医療機器の進歩が現場に与える影響　146
　6-2-1　技術のアクセスに対する集約化と分散化　146
　6-2-2　医療機器の進歩が医療現場に与えてきた影響　148
　6-2-3　患者の主訴・不安も増えていく　148
6-3　超音波診断装置（エコー）も大衆化された　150
　6-3-1　エコーは誰のモノ？　150
　6-3-2　ポケットエコーは診断よりも判断　150
6-4　質の担保と教育　152

6-5　多職種のエコー診察がますます普及するために　　152
　6-5-1　エコー診察が普及するためのポイント　　152
　6-5-2　職種毎に分けた教育　　153

今後の展望
　大衆化された機器のプラットフォーム形成を目指して　　154

あとがき　　156
索引　　157

第 1 章 ポケットエコー・ライフ・サポートとは？

1-1 背景

なぜ、"今"ポケットエコーなのでしょうか？　その詳細は、第6章をご参照ください（P.145）．重要点のみ以下に記載しておきます．

①高齢化先進国・日本がこの超高齢社会をどのように乗り切るかを各国が注目している現在において、地域の医療・ヘルスケア全体の底上げのためのイノベーション（革新）の1つが、ポケットエコーと称される携帯型超音波診断装置です．

②日本ではエコーを公的医療保険内で使用できるのは、医師・看護師・准看護師・診療放射線技師・臨床検査技師です．

③エコーは、電子体温計や電子血圧計と同じ医薬品医療機器等法（旧薬事法）上の Class Ⅱ であり、公的医療保険外では誰でも使用可能です．すでに、フィットネス・クラブで体脂肪測定のために使用されている時代です．

④パソコン機器類が「デスクトップ・ノートパソコン・スマートフォン」と進歩し皆さんの生活で使い分けているように、エコーも「検査室の設置型・外来の移動式・どこでも携帯（ポケットエコー）」と同じ道を歩んでいます．

⑤検査室内で実施されている高価な高精度のエコーの目的は詳細な「診断」です．しかし、ポケットエコーの目的は「現場の判断」に役立てることであり、スマートフォンで「その場でちょっと確認」と同じです．

⑥「目の前で患者さんにエコーをあてて、共有し、なおかつ治療する」

ことは，患者さんやほかの職種とのコミュニケーションツールになることを意味します．
⑦圧倒的可視化と共有は，患者さんに対して説得力があるばかりか，患者さんに治療に対する主体的参加を促します．
⑧看護師はじめほかの職種がエコーを用いて情報を共有することは，真の多職種連携につながっていけることになります．
⑨本書では，誰でも簡単に実施可能であり多くの場面で有効である代表的な方法の1つ，膀胱エコーを記載しています．

1-2 質の担保と教育

　もはや，エコーは次世代の聴診器とも言われています[1]．外来，病棟，ICUセッティング等を対象とした診断率向上を示唆した研究とそのための教育コースが世界中で始まっています．また，臨床だけではなく，医学生の解剖実習にエコーが使用されています．本分野のエコー使用の習熟度は，①エコー機器の性能に大きく依存しない（最近のポケットエコーの解像度や質は最低限を担保しています），②エコー機器へのアクセスがよい（すぐ使用できる環境），③検査室で実施されるエコーの概念と違うことへの気づき，に大きく依存しています．救急領域，循環器領域は早々にエコー教育の仕組みが作られてきましたが，在宅領域での教育コースはいまだありません．

1-3 ポケットエコー・ライフ・サポート：Pocket Echo Life Support（PELS）

　2016年，日本で超高齢化社会を支えるための高齢者対象のエコー教育コースであるポケットエコー・ライフ・サポートPocket Echo Life Support（PELS）が始まりました．Lifeの意味は生命ではなく，「生活」です．大衆化されたエコーが地域で人々の生活をサポートするための使用方法まで考察されています．また，小児救急トレーニングコースであるPediatric Advanced Life Support（PALS）の小児の心肺停止の看取りの

1-3 ポケットエコー・ライフ・サポート：Pocket Echo Life Support（PELS）

方法のように，救急対応を一歩超えた高齢者の看取り（心停止の確認）と高頻度である状況への対応方法（例：誤嚥性肺炎マネジメント・体液管理），社会倫理的な対応まで含めた症例毎のトレーニングが組まれています．

医療機関外で医療行為の質を担保するためには，医師はもちろん看護師や救急救命士などの多職種を対象とした一定のトレーニングが必要になります．しかし，在宅医療や複数疾患を抱えた高齢者を適切にマネジメントできるようなトレーニングは，各自に任されているのが現状であり，多くの医療従事者は不安を抱えながら医療・介護に携わっています．PELS は，在宅医療など医療機関外で特にエコーが現場の判断に有用である場面を，シミュレータ（京都科学株式会社　図1　参照：4 つのキューブ内に膀胱容量が異なる，50mL，150mL，300mL，尿閉モデル：詳細は P.17）を用いたトレーニングコースです．

今回は，主に看護師を対象とした内容を提示しています．さらに，学生の卒前教育にも有効利用ができます．そのため，超高齢社会における医療者の社会的使命を伝える場になることも期待しています．

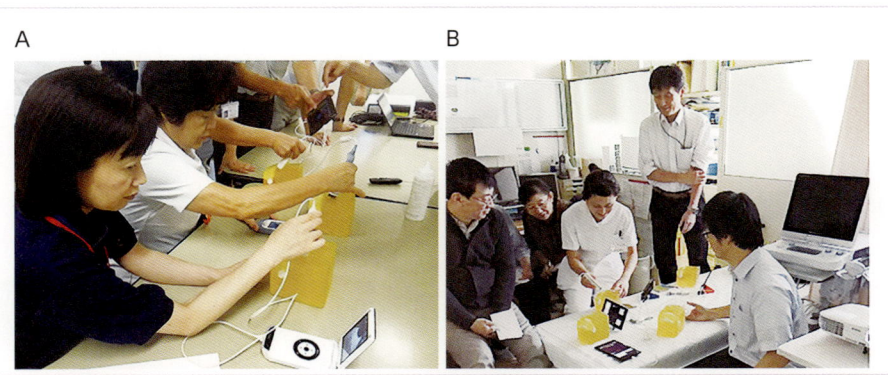

図1　PELS 教育風景
A）東埼玉病院　　B）山梨市立牧丘病院

第❶章 ポケットエコー・ライフ・サポートとは？

1-4 看護・介護で役立つポケットエコー導入ポイントの代表例

①**膀胱エコー**：尿量減少の精査（尿閉 or 脱水）や脱水の補液・心不全患者の利尿薬の反応などは膀胱内容量の増加で判断できます 図2a ．

②**肺エコー**：誤嚥性肺炎や慢性心不全は医療機関ではなく介護施設で管理する時代は遠くないかもしれません．そのためのエコー使用方法を学習します 図2b ．

③**運動器エコー**：サルコペニアや廃用を防ぐための大腿直筋エコーや関節液の有無を確認するためのエコー使用方法を学習します．

④**処置エコー**：経鼻胃管・胃ろうなどの処置を補佐するエコー使用方法を学習します．

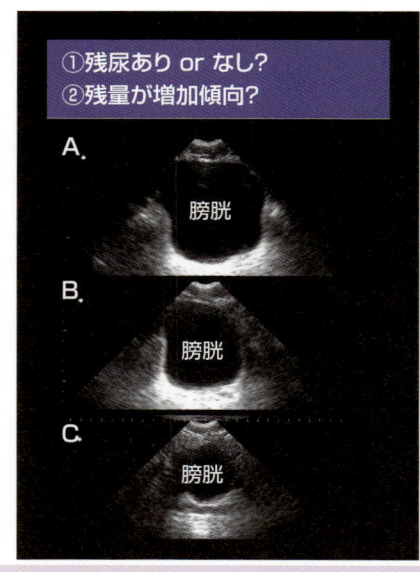

図2a 膀胱エコー

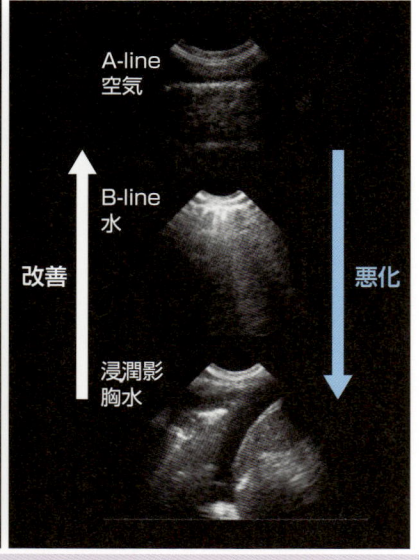

図2b 肺エコー（誤嚥性肺炎の経過観察の方法）

1-5 膀胱エコーから始めよう

　体液管理のためにエコーを使用すると言われて何を思いつきますか？ 多くの方は「心臓，下大静脈（IVC）」ではないでしょうか？ 答えは，「すべては膀胱から」です．膀胱を描出できない医師はいないでしょう．医学生だって，一般人だって膀胱の位置くらい知っています．膀胱エコーと聞くと，検査室では前立腺肥大・膀胱腫瘍？，救急外来では尿閉？，一般外来では残尿量？，などを思いつかれると思います．どこまで残尿量を正確に測る必要があるでしょうか？ 残尿量 40mL と 30mL の差は診療判断が変わりますか？ 500mL と 600mL で変わりますか？ 変わらないですよね．そうです……現場の判断に影響する大体のことがわかれば十分なのです．**診察・検査をする目的は判断・行動を変えるためです**．ポケットエコーの特徴である**「どこでも何回でも簡単に実施できる」**ことのメリットが活きる膀胱エコーを紹介します．

【日本語：参考文献】
- 小林　只．ポケットエコー自由自在．中外医学社．2013.
- 小林　只．「総合診療医の視点から開発されたイノベーションによる超高齢化時代への対応策－総合診療新分野の提言－」第 7 回日本プライマリ・ケア連合学会 学術大会総会 ポスター発表（2015 年 6 月）.

【英語：参考文献】
[1] Solomon SD, Saldana F. Point-of-care ultrasound in medical education--stop listening and look. N Engl J Med. 2014; 370: 1083-5.

MEMO

第2章 学習方法

2-1 エコー学習・習得の方法

2-1-1 エコー画像の基本的な見方（以下 図1 〜 図4 ）

　エコー画像の解釈は細かく見ればとても難しい分野の1つと言われています．何より，実施する人の技術によって描出できる画像が異なるからです．また，様々なアーチファクトやサインがあり，初学者にはハードルが高いように感じてしまう傾向にあります．

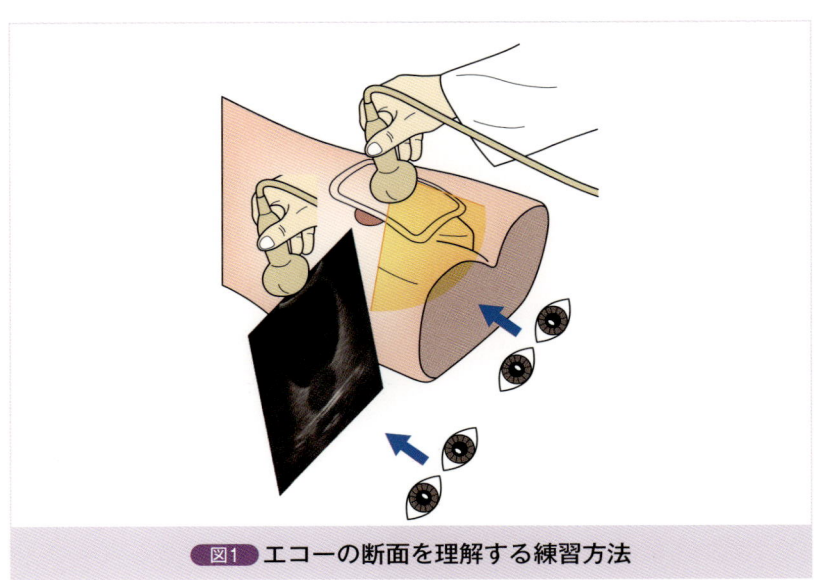

図1　エコーの断面を理解する練習方法

第❷章 学習方法

【①エコー画像は,断層像(包丁の切り口)】

　エコー検査では,探触子(プローブ)を身体にあてて画像を描出しています.画面(モニター)に映し出された画像は,プローブをあてた部位の断層像になります 図2 .
プローブを包丁だと思って下さい.
　 図3-a のようにニンジンに探触子を長軸方向にあてた場合は,ニンジンを縦長に包丁で切った断面がエコー画像になります.実際には, 図3-b のようにプローブがあたっている部分だけが,エコー画像としてモニター画面に映し出されます.
　今度は,ニンジンを輪切りにした断面を想像してみて下さい. 図4-a のような断面となり,モニターに映し出されるエコー画像は,プローブの幅だけの 図4-b のような画像となります.

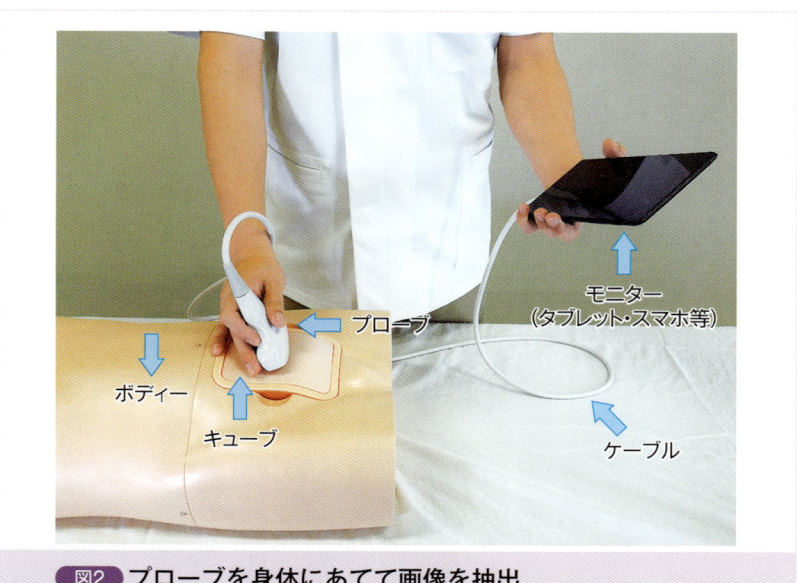

図2 プローブを身体にあてて画像を抽出

2-1 エコー学習・習得の方法

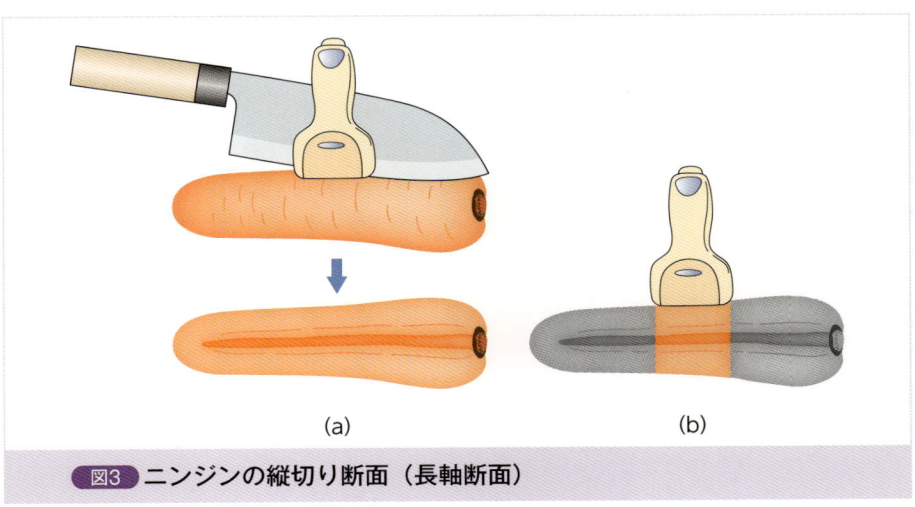

図3 ニンジンの縦切り断面（長軸断面）

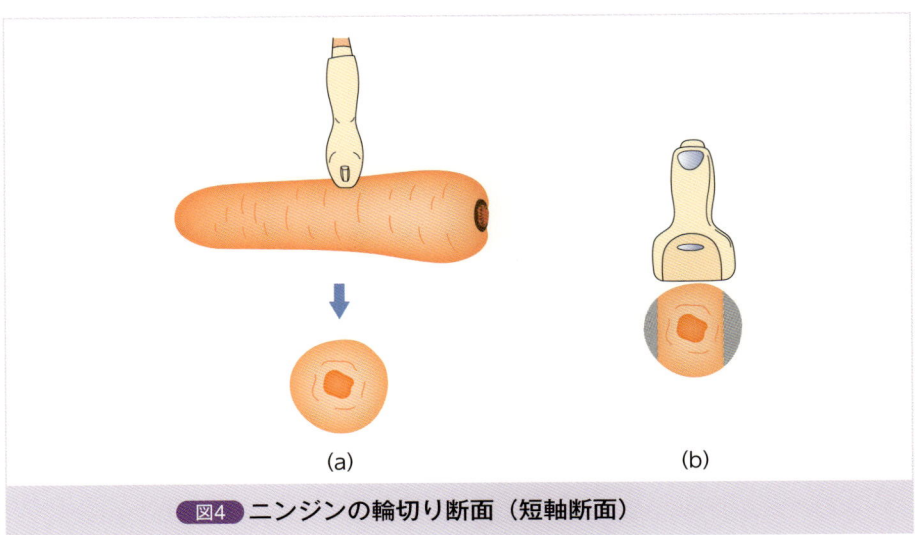

図4 ニンジンの輪切り断面（短軸断面）

第❷章　学習方法

　また，この感覚で，シミュレータで考えてみましょう．包丁に当たるのはプローブ（エコーのビーム）の面です．

　初めは，ポケットエコーの画面をこの場所に置いて，プローブの方向と画像が一致するように練習することも有用です 図1 ．この方法は，大きなエコーには真似できない，ポケットエコーならではの練習方法で，お薦めです．

　図1 をみて，扇型の断面であることに気づかれましたか？　補足ですが，エコーのプローブには様々な種類があり，それぞれでの断面像が異なります．

　図5 を見ると，Bのコンベックス型プローブが最も見える視野が広いですね．今回の膀胱エコーで使用するプローブは主にこのコンベックス型プローブとなります．

　実は，それぞれのプローブには，見える視野以外の得手・不得手があります．Aのリニア型プローブは，浅い部分を鮮明に描出できます．そのため，乳腺や甲状腺や筋・関節などで主に使用されます．Cのセクタ型プローブは，浅い部分がよく見えない代わりに，深い部分がよく見えます．また，早い動きをキレイに映します．そのため，心臓でよく使用されます．Bのコンベックス型プローブは，標準的な仕様です．腹部の検査など幅広く仕様されます 図6 ．

2-1 エコー学習・習得の方法

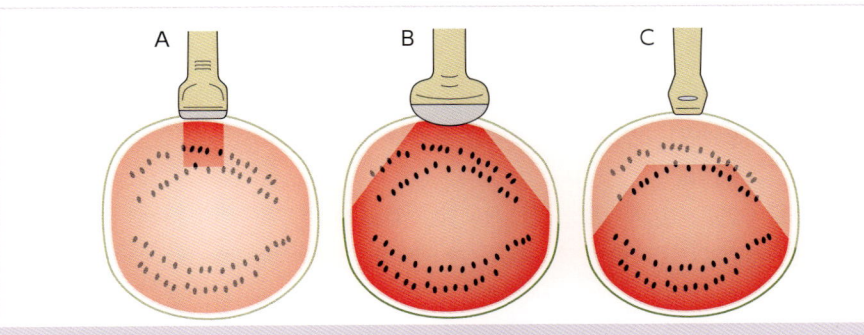

図5 プローブの種類と"よく見える視野"
A: リニア型プローブ, B: コンベックス型プローブ, C: セクタ型プローブ

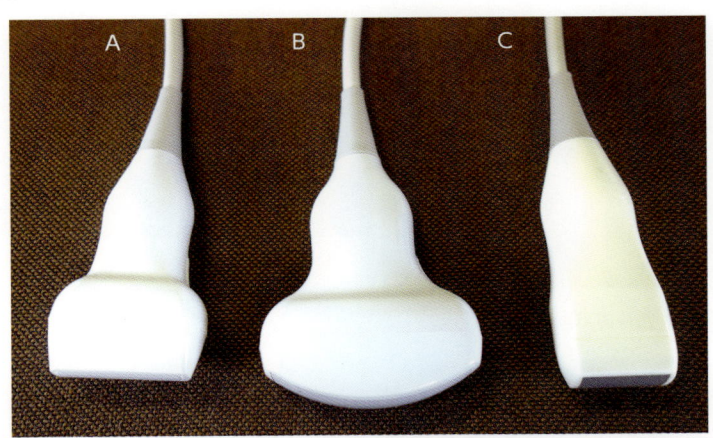

図6 プローブの種類（実物）
A: リニア型プローブ, B: コンベックス型プローブ, C: セクタ型プローブ

第②章 学習方法

【②液体＝黒，骨・空気＝白】

本書で紹介する判断のためのエコーという視点でみれば，「**液体＝黒，骨・空気＝白**」とだけ覚えてくだされば合格です．

黒＝液体（血液，胸水，腹水，尿，関節液）
白＝空気（腸管内ガス，肺），骨（恥骨，骨盤，肋骨など）

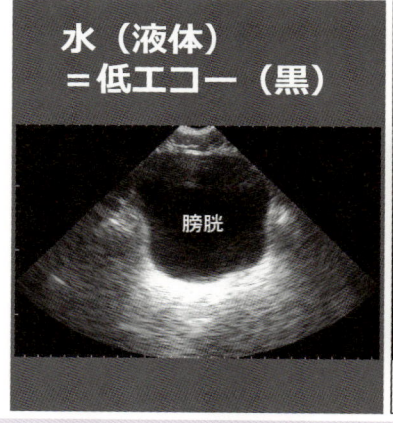
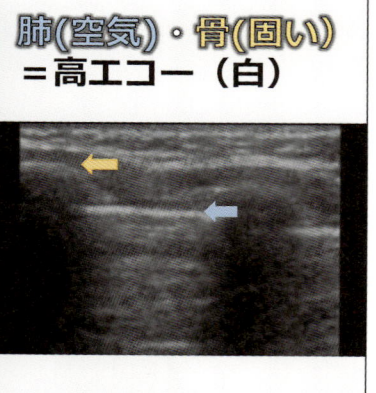

図7 エコーの見え方のキホン

2-1-2 検査室のエコーを使ったことが「ある」方々へ（医師，検査技師など）

みなさん，エコーの学習は何から始めましたか？ 腹部エコーの学習から始まることが多い昨今では「胆のう」や「腎臓」から始めた方が多いと思います．胆のうや腎臓は，診察では判断困難ですがエコーで見れば瞬間にわかる素晴らしい着眼点です．具体的には，発熱患者に腹部エコーを行う主な目的が，胆のう腫大・胆管拡張や水腎症の有無の確認だからです．敗血症で重症化リスクも高い2つの高頻度疾患を非侵襲的にすぐに確認で

きることは貴重です．しかし，**ポケットエコーという新しい分野ができてからは，あえて腹部から学習する必要はありません**．最も描出が簡単かつ現場に役立つ部位はどこでしょうか？　私が現時点で考えるに，様々な現場の**医師へオススメするのは・・・1）膀胱，2）肺，3）関節**です．これらはすべて胆のう描出よりも簡単です．

2-1-3 検査室のエコーを使ったことが「ない」方々へ（看護師他，多数のみなさん）

「エコーなんて，私たちが触ってよいものなのでしょうか？」と感じている方々が多いでしょう．総論でも述べましたが，従来の高価な検査室にあるような設置型のエコーは確かにその通りでした．1台数百万から数千万円の機械は壊れると大損害になるため，部屋から移動させること自体が禁止されるのは当然でしょう．また，この高級品を扱える専門職のような縄張りが存在していたことも事実です．しかし，1人1台のポケットエコーという時代において，もはやバイタルサイン測定と同じレベルにまで大衆化されたエコーは，「**誰でも扱ってよい文化**」になりつつあります．その学習方法も，検査室で行われていたデスクトップPCの学習方法にも似た従来の方法とはまた違う，「スマホの使い方」にも似た学習方法で看護アセスメントなど皆さんの業務・地域が改善されればよいのです．エコーは非侵襲の機器です．その有効性を現場で組み立てて，共有し，発展させていきましょう．

2-2 プローブの持ち方，操作のコツ

2-2-1 プローブの持ち方

　正しいフォームは技術の向上を促します．まずは，正しいプローブの持ち方を確認しましょう．下図を参照ください．まず，母指と 2-3 指もしくは 2-4 指でプローブを優しく保持します①，②．そして，プローブの安定操作のために，第 4-5 指や手首を患者さんに付けます③．この時，患者さんにどこも付けないと，プローブがズレたり，力を入れすぎて患者さんに痛みや不快感を与える可能性に繋がります．初学者が間違えやすいプローブの持ち方も提示します．いずれも，安定操作という視点から見れば"問題あり"です．

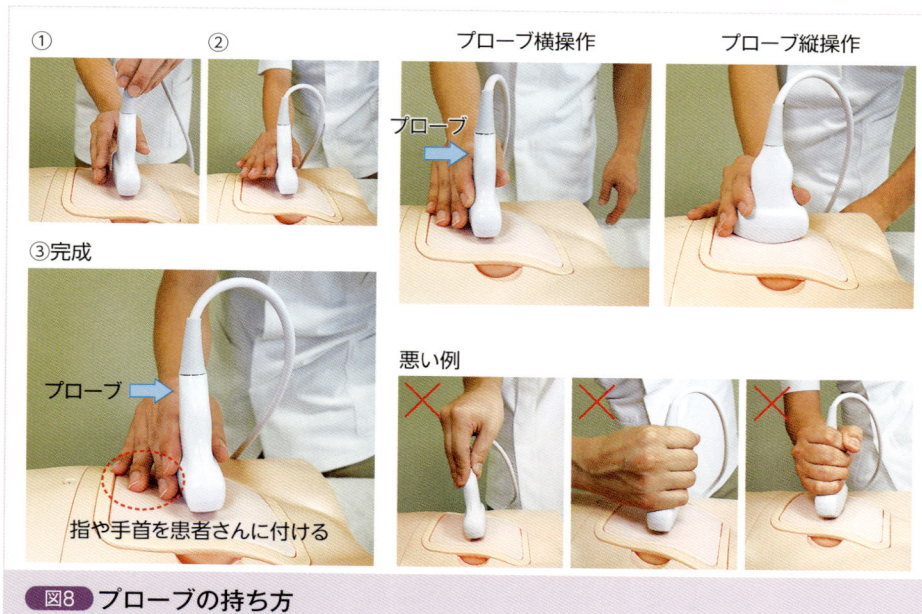

図8　プローブの持ち方

2-2-2 プローブ操作のコツ

プローブ操作には，3種類あります．扇操作と回旋操作とスライド操作です．今回の膀胱エコーでは以下の3つの操作が必要です．

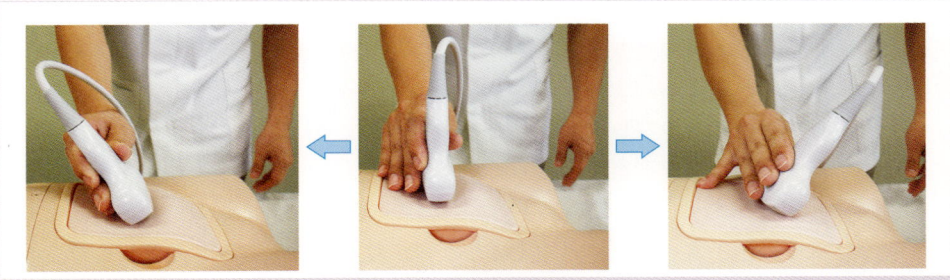

図9 プローブ操作①　扇操作

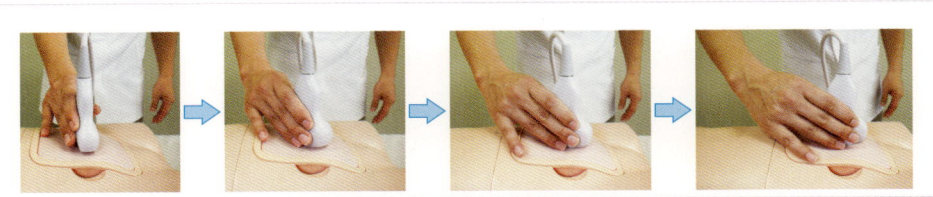

図10 プローブ操作②　回旋操作

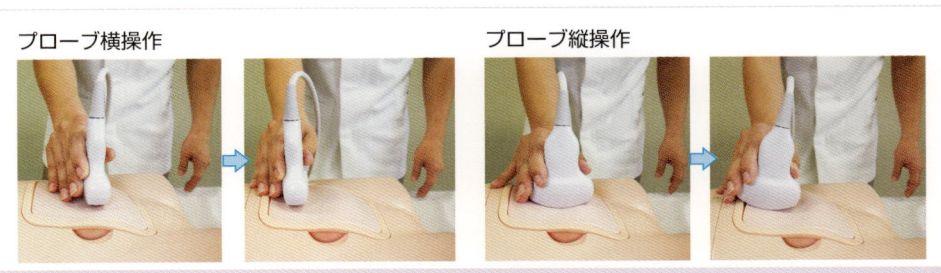

図11 プローブ操作③　スライド操作

第❷章 学習方法

2-3 膀胱シミュレータモデルの概説

2-3-1 各部位の名称と持ち方

　膀胱エコーを実施する際の各部位の名称・呼称に関して以下に示します．また，プローブを保持する手とモニターを持つ手の関係，モニターを机やベッドなどに置く場合を示します．手で保持する場合は，落ちないようなリング（例：タブレットホルダー）も便利です．地面に置く場合は，置くための台などを適宜使用してください．

　膀胱シミュレータには，ボディー（体の模型）と4つのキューブがあります．各キューブには外面上はわかりませんが，エコーを当てると見える膀胱が入っています．この4つのキューブをボディーの膀胱に相当する陥凹部位に入れ替えながら使用します．

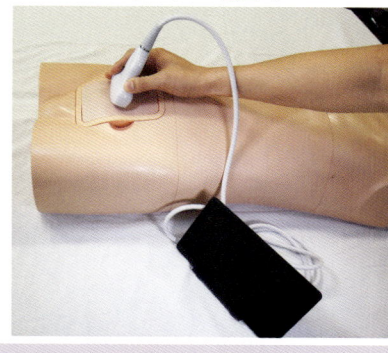
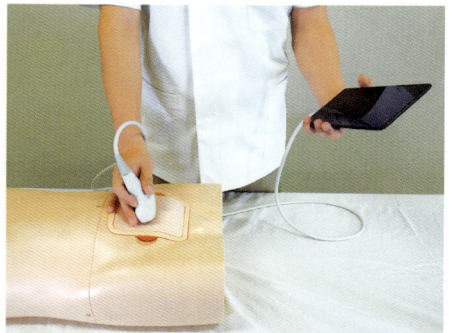

図12 モニターの置き方と持ち方

2-3　膀胱シミュレータモデルの概説

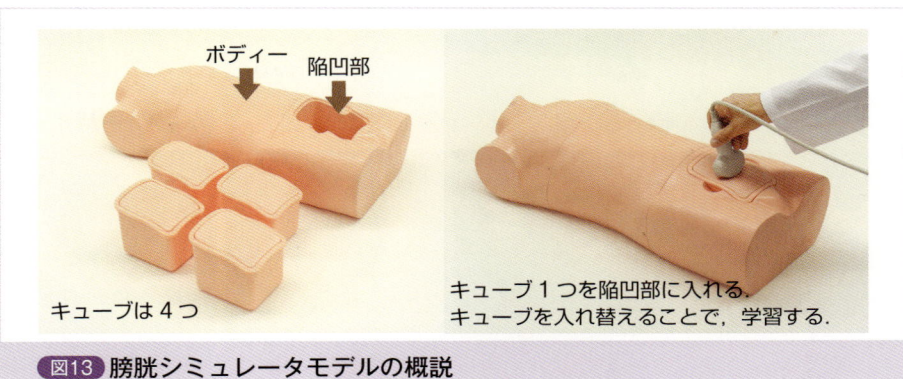

図13 膀胱シミュレータモデルの概説

2-3-2 各キューブのエコー画像：
大きさの比較，膀胱エコーの基本画像 4 つ

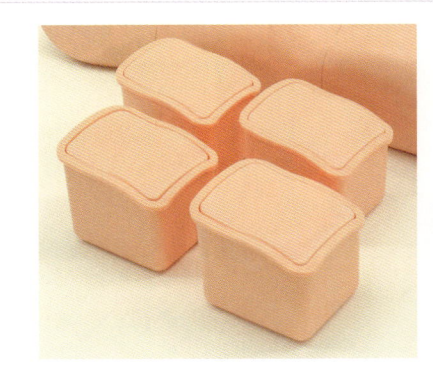

図14 キューブの概説：4 種類
- Ⓐ膀胱内に尿が（50mL）
- Ⓑ膀胱内に尿が（150mL）
- Ⓒ膀胱内に尿が（300mL）
- Ⓓ膀胱内に尿が（大量尿閉＋バルーン）

第❷章　学習方法

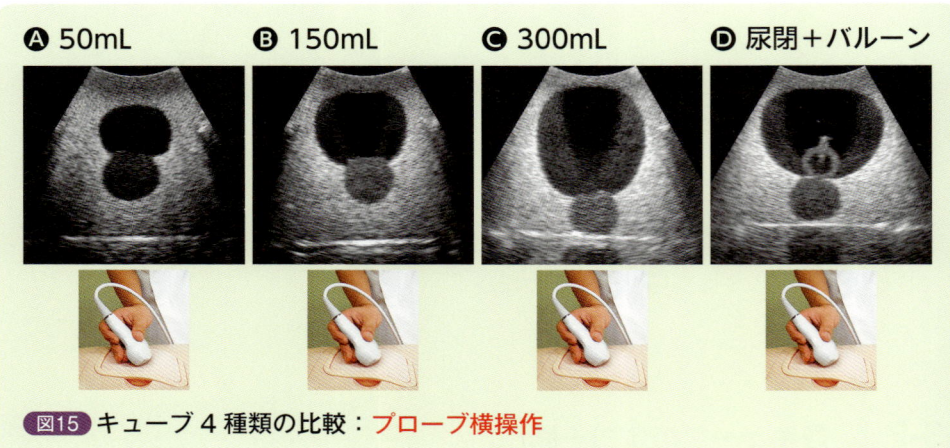

図15　キューブ4種類の比較：プローブ横操作

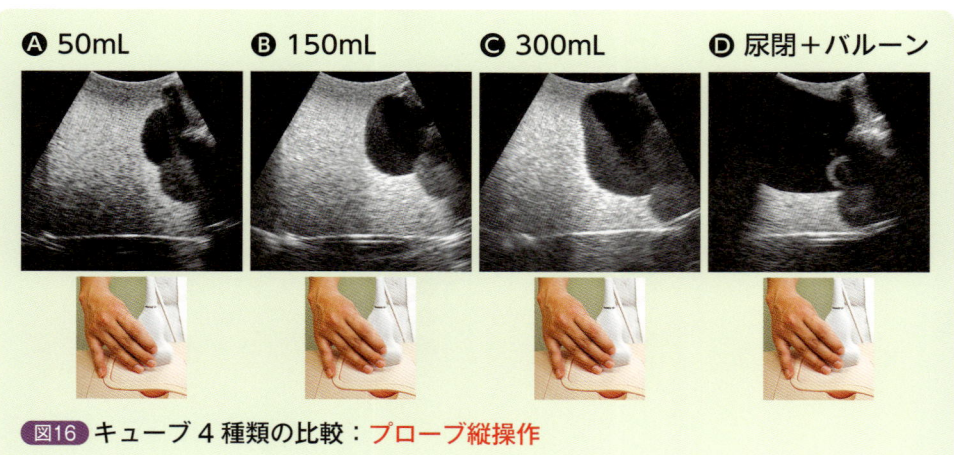

図16　キューブ4種類の比較：プローブ縦操作

2-3-3 各キューブの説明

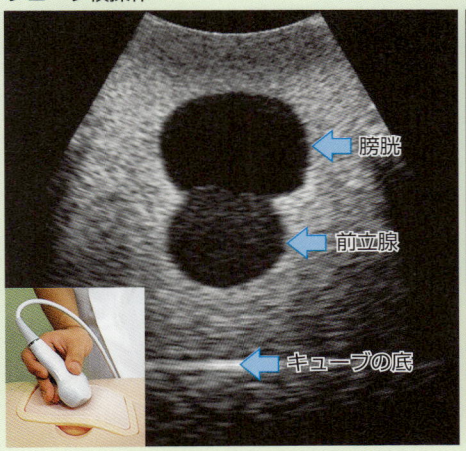
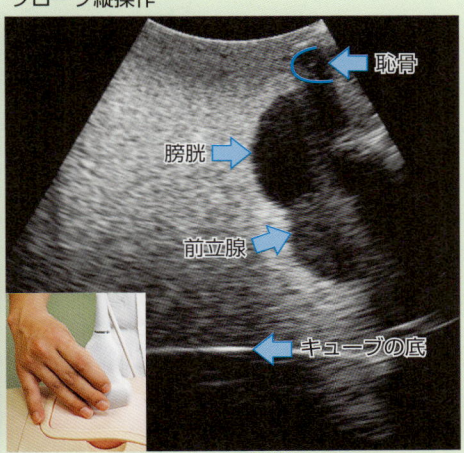

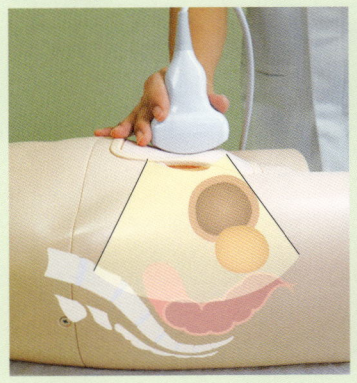
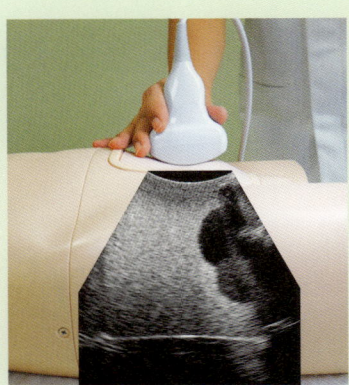

図17 50mL キューブ
膀胱内に尿が少量 40mL 程度．恥骨後面と膀胱前壁の間は約 1cm．
恥骨上縁より膀胱上縁が深部に位置する．

第❷章 学習方法

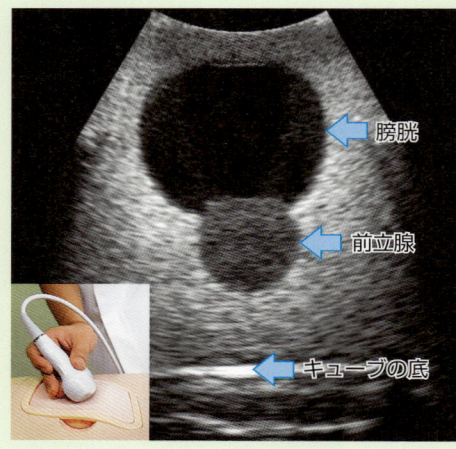
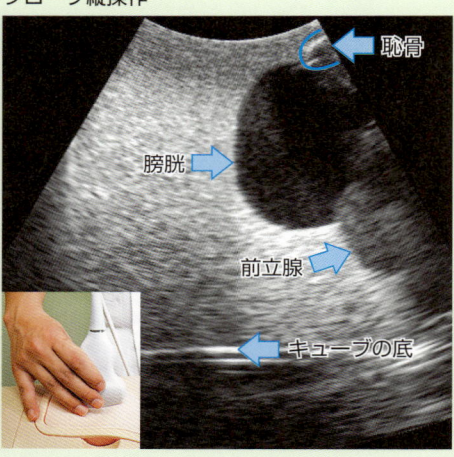
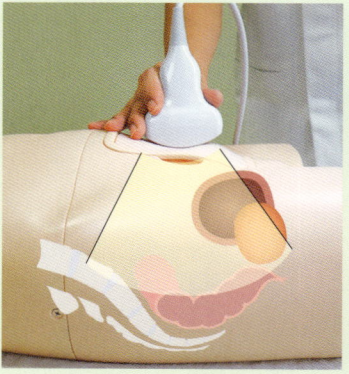
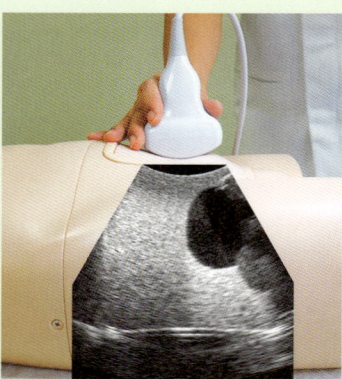

図18 **150mL キューブ**
膀胱内に 100〜150mL 程度．恥骨上から 1cm 上方（臍部方向）に膀胱の TOP が位置する．

2-3　膀胱シミュレータモデルの概説

プローブ横操作

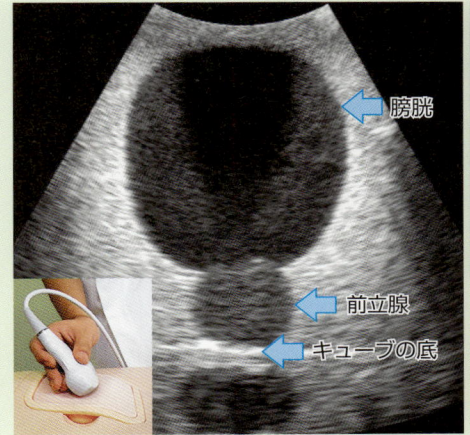

膀胱
前立腺
キューブの底

プローブ縦操作

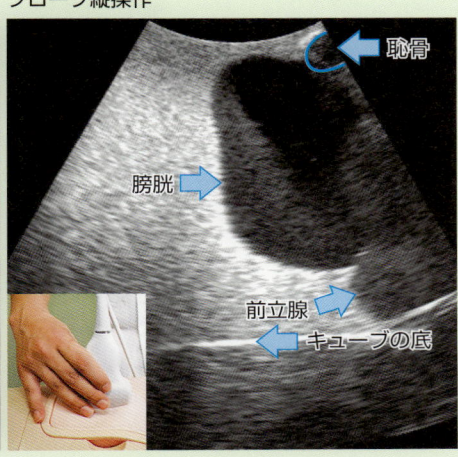

恥骨
膀胱
前立腺
キューブの底

300mL 程度

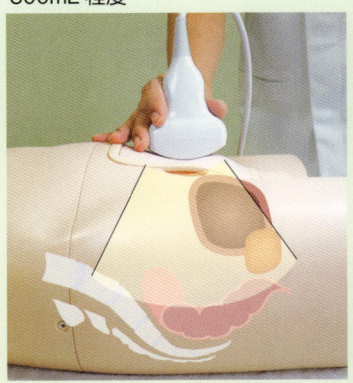

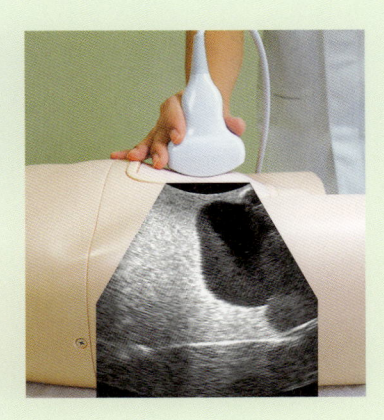

図19　300mL キューブ
膀胱壁の緊張が低い＝やや弛緩性膀胱
恥骨上から3cm上方（臍部方向）に膀胱のTOPが位置する．

第❷章 学習方法

プローブ横操作 / プローブ縦操作

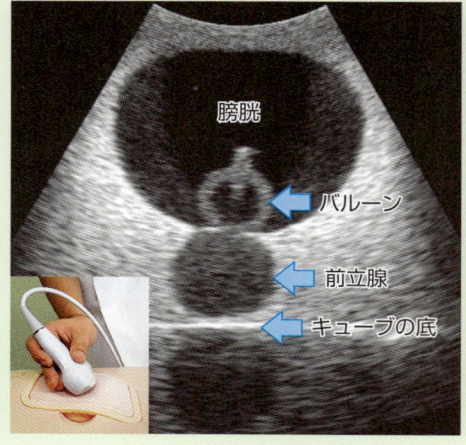

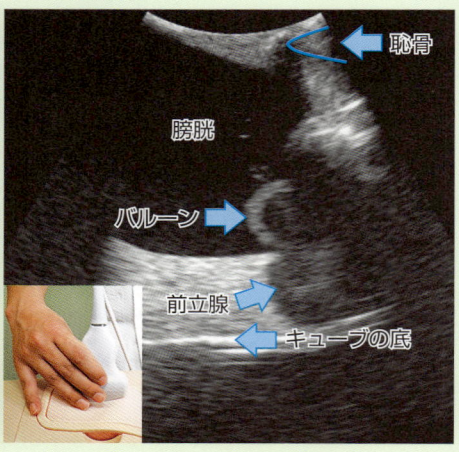

膀胱 / バルーン / 前立腺 / キューブの底

恥骨 / 膀胱 / バルーン / 前立腺 / キューブの底

尿閉

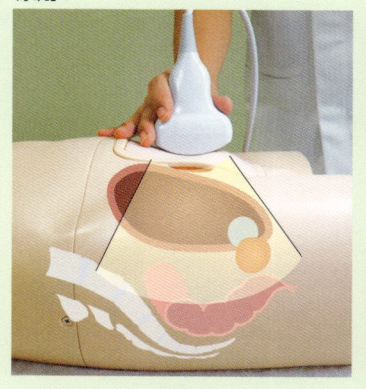

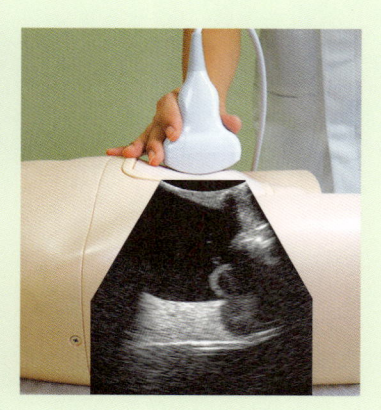

図20 尿閉＋バルーン キューブ
膀胱内に500mL以上貯留. 恥骨上から10cm上方（臍部方向）に膀胱のTOPが位置する.

2-3 膀胱シミュレータモデルの概説

300mL キューブと 500mL キューブの違い

A) 尿閉あり 過活動性膀胱
　　膀胱壁のテンションが高い

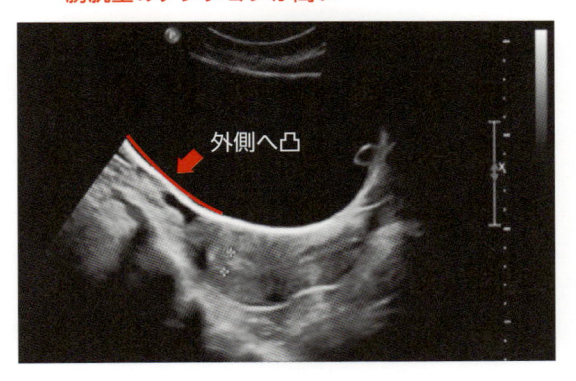

　　　外側へ凸

B) 弛緩性膀胱
　　膀胱壁のテンションが低い

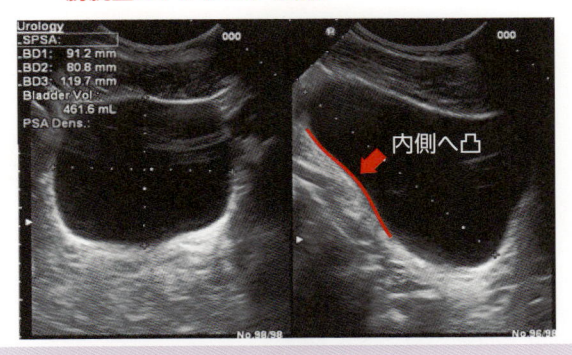

　　　内側へ凸

図21 画像上の尿閉のポイント

2-4 膀胱エコーの操作手順

1) **エコー装置の準備をする：必要な備品** 図22
   ① エコーに電源を入れる．
   ② エコーゼリーを準備する．
   ③ 実施後にゼリーを拭くためのティッシュ等を準備する．
   ④ 部屋の電気は必ずしも消さなくてもよい．
2) **プローブを当てる位置を確認する** 図23
   ① 恥骨を指先で確認する．
3) **プローブを真っ直ぐ恥骨の直ぐ臍側に当てる** 図23
   ① 膀胱が見える時→**操作A**：膀胱の大きさの確認へ．
   ② 膀胱が見えな時→**操作B**：膀胱を探すため恥骨裏をのぞき込む．

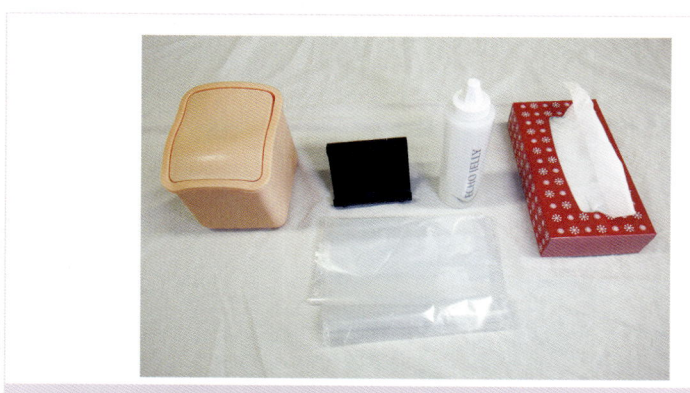

図22 必要な備品

　まず初めに，恥骨の位置を確認（この場合，可能なら指先1本できちんと確認）します．そして，**恥骨の少し上方（臍側5mm程度）にプローブを"まっすぐ"に体の中央（シミュレータではキューブの横方向・水平方向）に当てます**．この時，傾けたりせず，ズレたりせず，ねじれないように，きちんと"まっすぐ"に当てることが重要です．

2-4 膀胱エコーの操作手順

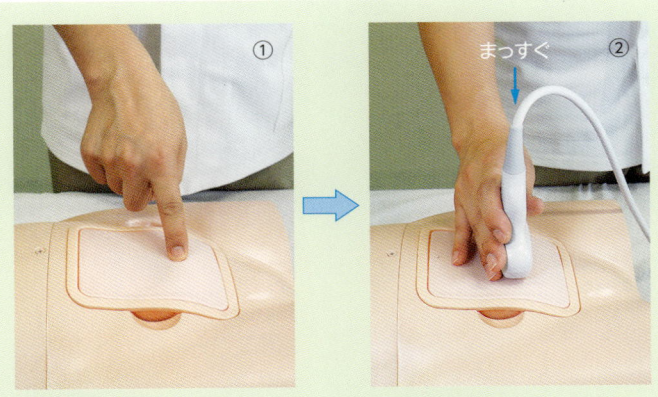

① まっすぐ ②

① 恥骨を触る．
② 恥骨の少し臍側（5mm程度）にプローブを"まっすぐ"横方向に当てる．

膀胱が見える時

膀胱が大きい

操作A 図25へ

膀胱が見えない時

膀胱が小さい

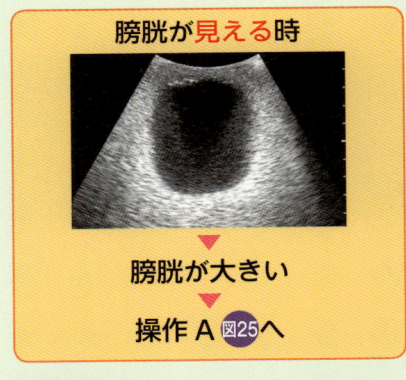

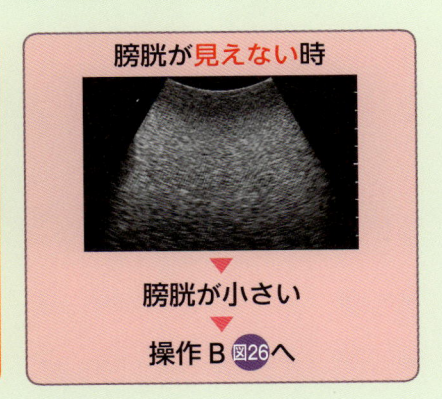

操作B 図26へ

図23 膀胱エコー手順①　良い例
この時点で，膀胱の画像が見えた場合は，膀胱がそれなりに大きいことを意味します．一方，膀胱が見えない場合は，膀胱が小さい可能性を意味します．

第❷章 学習方法

悪い例

傾いている

捻れている

中央からズレている

傾いている

図24 膀胱エコー手順② 悪い例

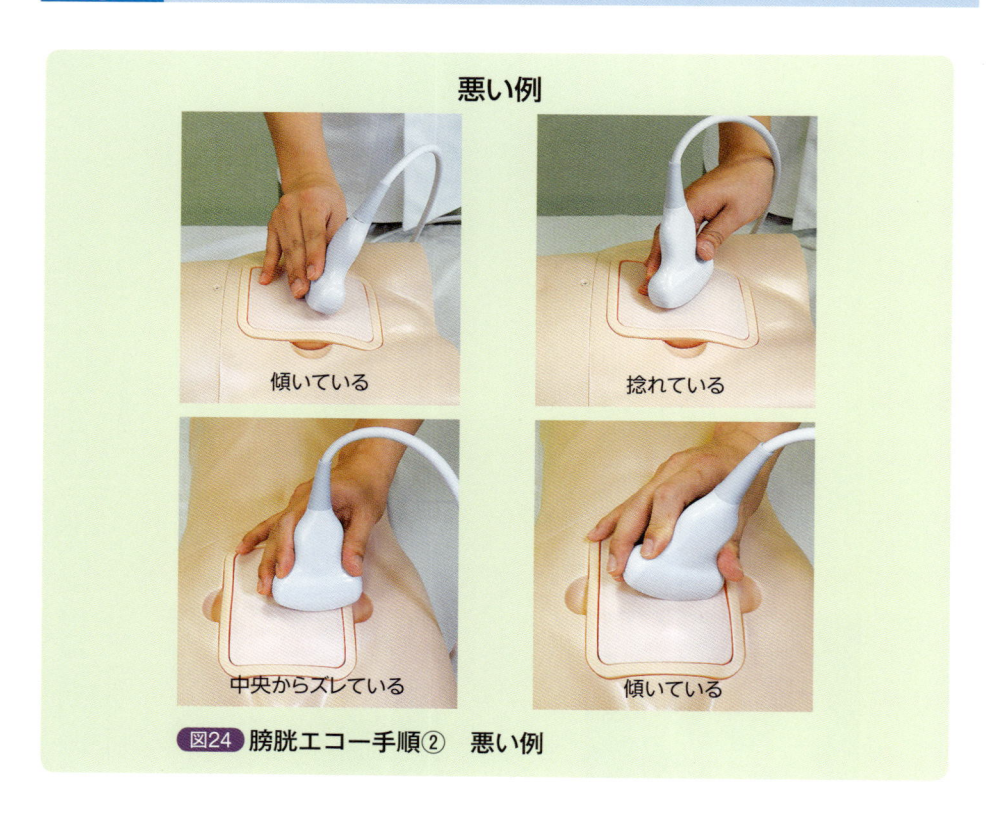

2-4 膀胱エコーの操作手順

2-4-1 横操作では扇操作，縦操作では回旋操作とスライド操作

次頁には 図25 に膀胱が見える時の膀胱エコーの操作手順を，図26 に膀胱が見えない時の膀胱エコーの操作手順を示します．

MEMO

第❷章　学習方法

図25

膀胱エコーの手順：
操作A －膀胱が見える時＝**大きさの確認**

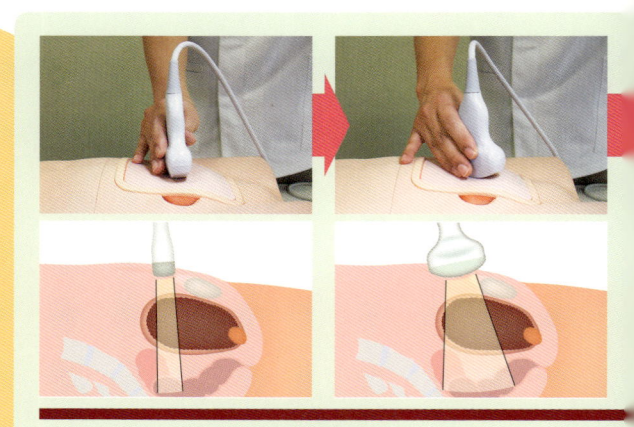

回旋操作

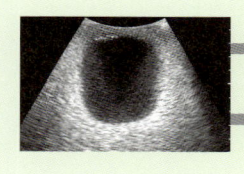

図26

膀胱エコーの手順：
操作B －膀胱が見えない時

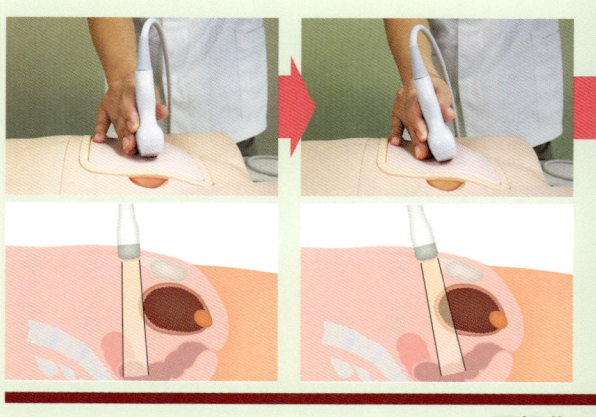

扇操作

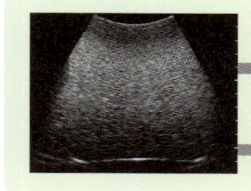

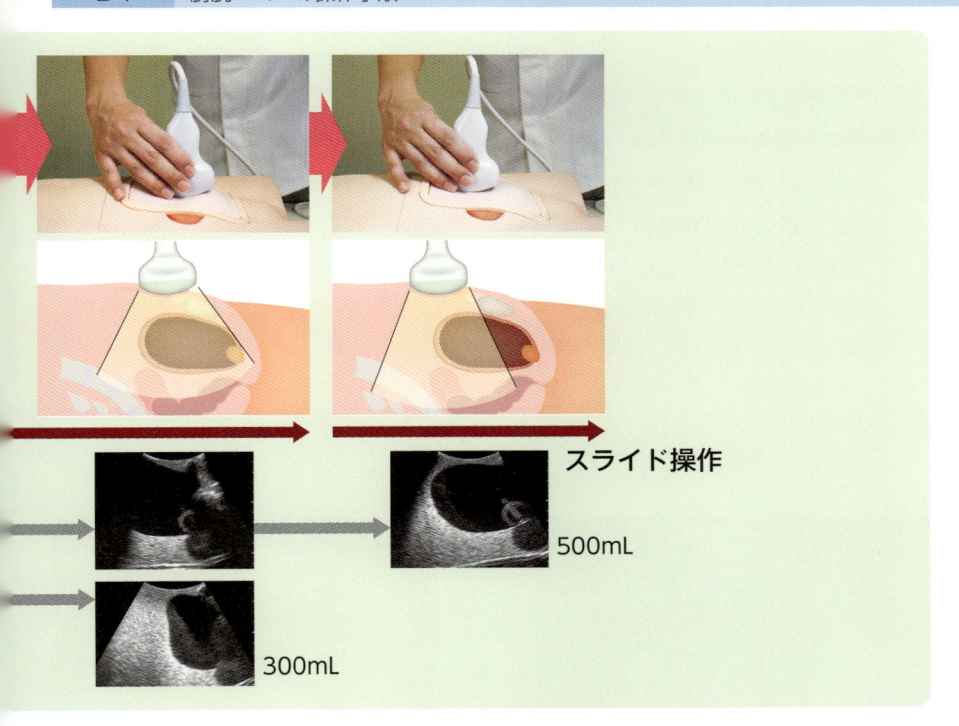

2-4　膀胱エコーの操作手順

スライド操作

500mL

300mL

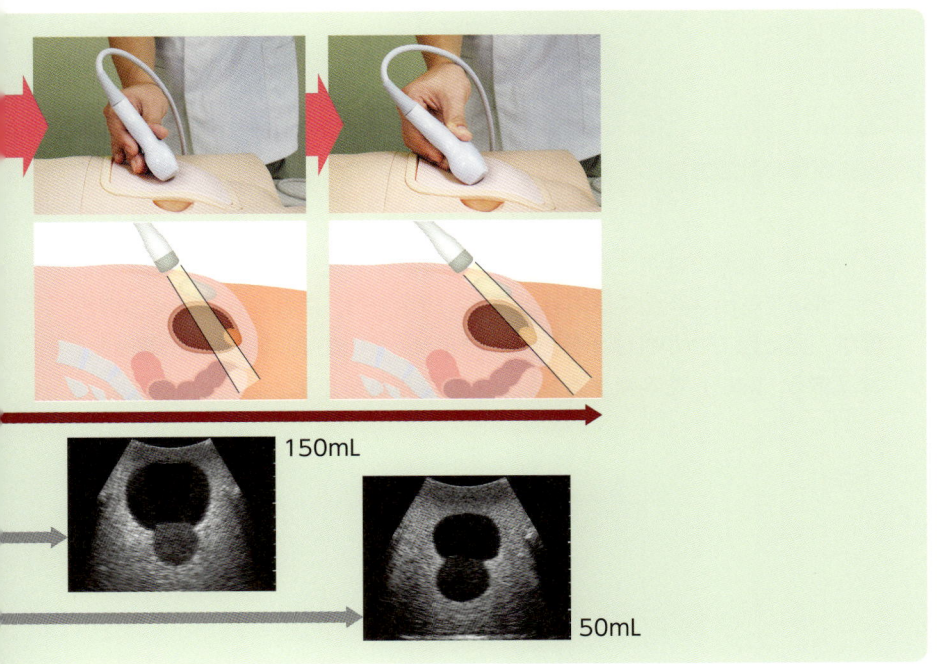

150mL

50mL

29

2-5 膀胱容量当てクイズ

膀胱内容量の測定方法は以下の通りです．

[膀胱容量の計測方法]
- 縦操作（身体の矢状断）での膀胱内の最大直径（L）
- 横操作（身体の冠状断に近い）での膀胱径が最大になる画像上の深部方向（M）と横方向（N）の直径
- L×M×N×1/2 ≒ 膀胱内容量
  膀胱容量＝9×7.5×7.5×1/2≒250mL

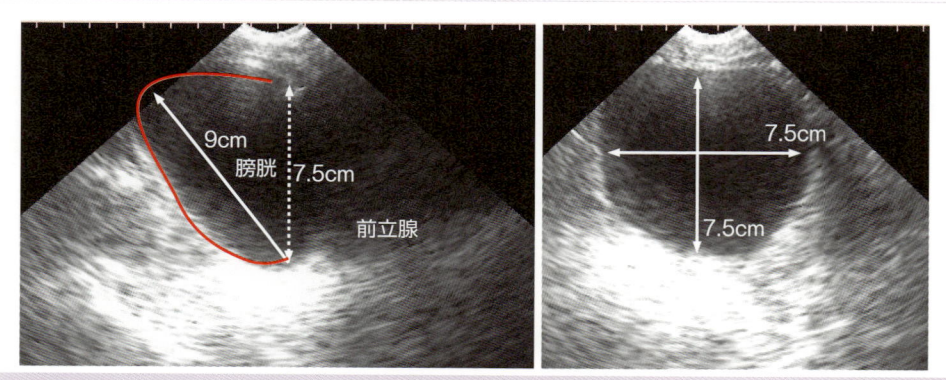

図27 膀胱容量の計測方法

しかし，実際には測定誤差もあります．また，正確な容量を測定すること＝現場で有用な判断ではありません．現場では，このキューブ4つの程度が，見た目でわかれば十分です．つまり，明らかに「増えた，減った」or「ある，ない」を判断するトレーニングが重要です．

2-5 膀胱容量当てクイズ

4種類の画像使い分けのまとめ

①その瞬間の判断「ある，なし」

　　　残尿の有無→過活動性膀胱の薬剤調整
　　　尿閉の有無→導尿の必要性

②経過観察の判断「前回との比較：増減」

　　　膀胱内容量の増加の有無→ ┌ 補液速度の判断
　　　　　　　　　　　　　　├ 心不全の利尿薬の反応
　　　　　　　　　　　　　　└ 脱水改善の目安

第❷章　学習方法

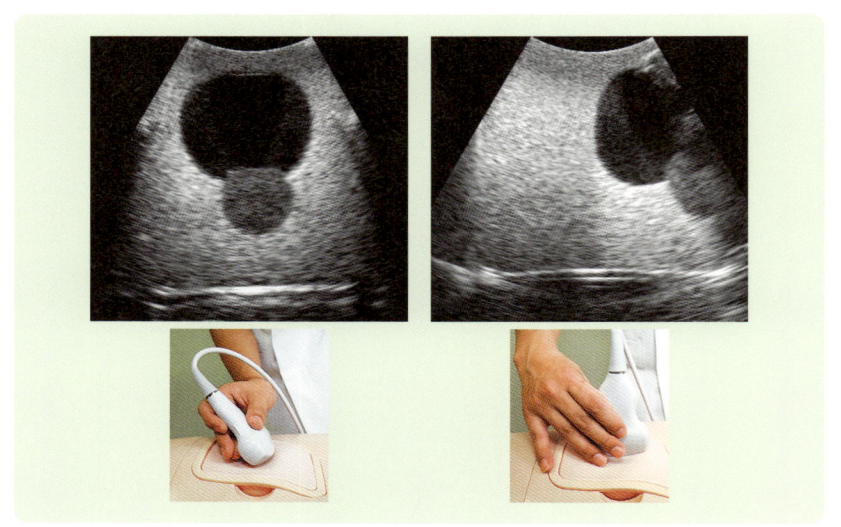

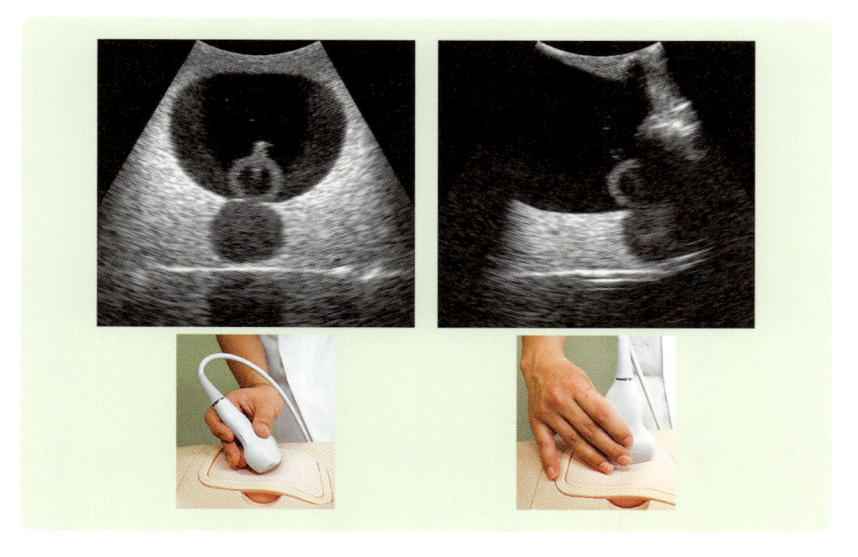

質問① どのキューブでしょうか？

質問② どのキューブでしょうか？

2-5　膀胱容量当てクイズ

質問③　どのキューブでしょうか？

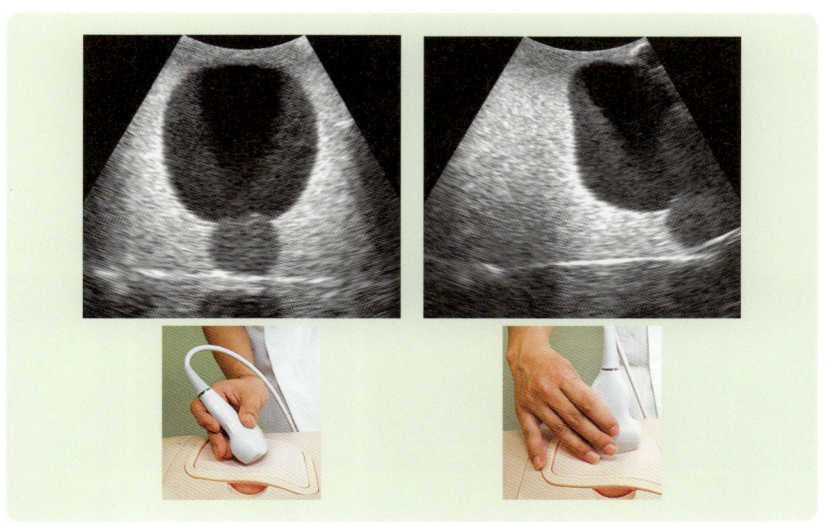

質問④　どのキューブでしょうか？

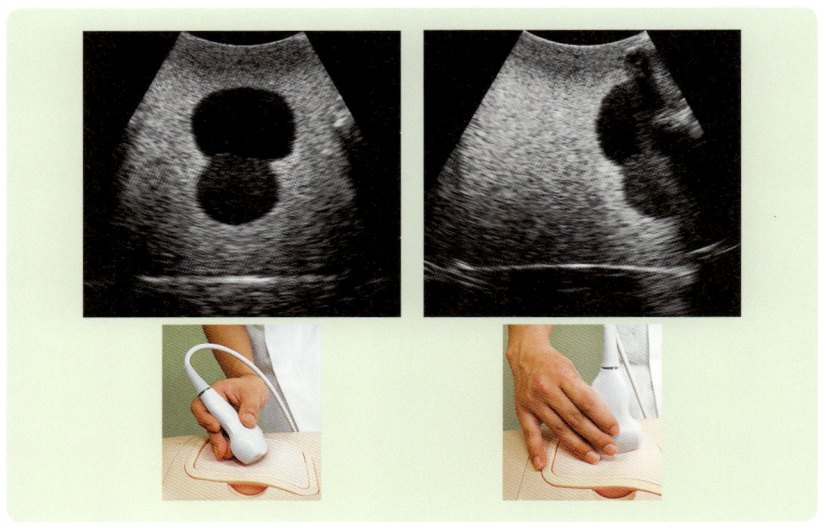

第❷章　学習方法

回答

質問①：150mL キューブ
質問②：尿閉＋バルーン キューブ
質問③：300mL キューブ
質問④：50mL キューブ

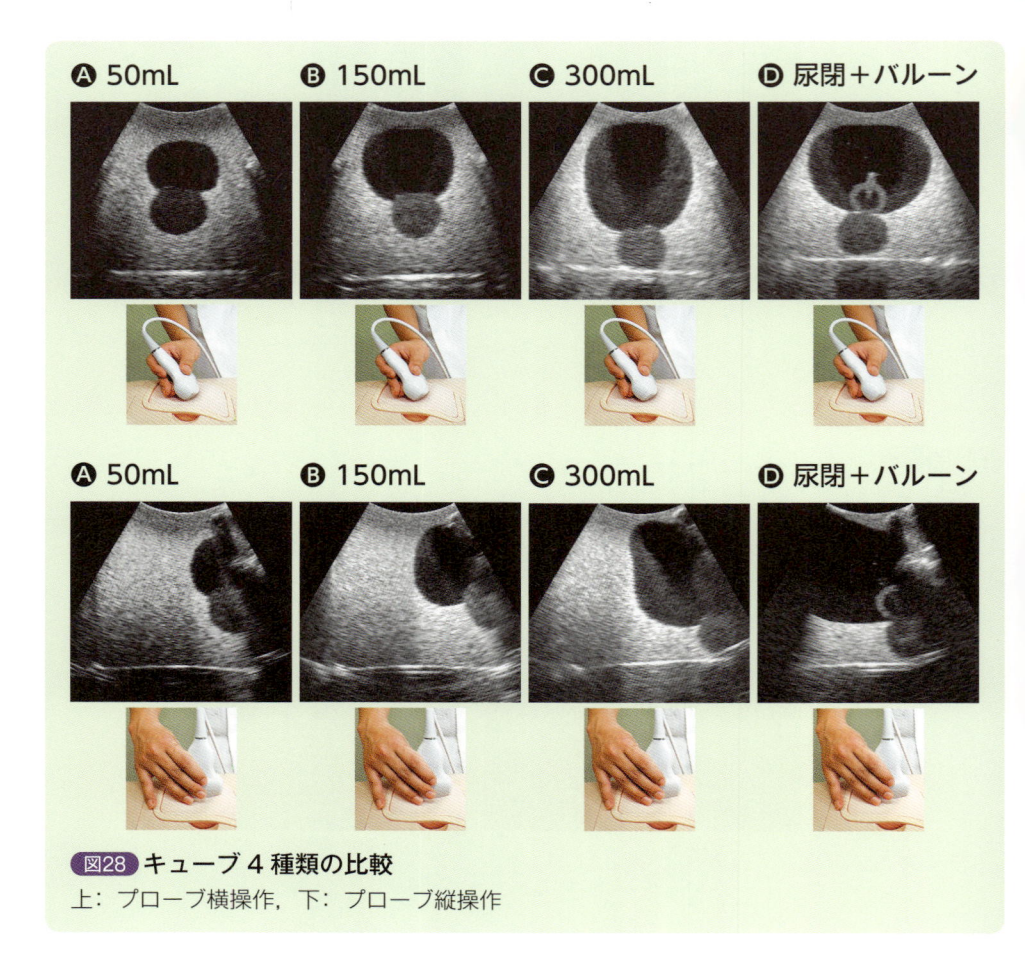

Ⓐ 50mL　　Ⓑ 150mL　　Ⓒ 300mL　　Ⓓ 尿閉＋バルーン

Ⓐ 50mL　　Ⓑ 150mL　　Ⓒ 300mL　　Ⓓ 尿閉＋バルーン

図28　キューブ4種類の比較
上：プローブ横操作，下：プローブ縦操作

第3章 膀胱の病態生理

3-1 男性と女性の膀胱の違い

図1 を確認ください．女性は尿道が短いこと，出産や加齢により骨盤底筋群が緩んでくるため，蓄尿障害（おしっこを膀胱にためる調整力）が多く，腹圧性尿失禁（P.41）を起こしやすいです．一方，男性は前立腺の影響のため排尿障害が多く，溢流性尿失禁（P.43）を起こしやすいです．

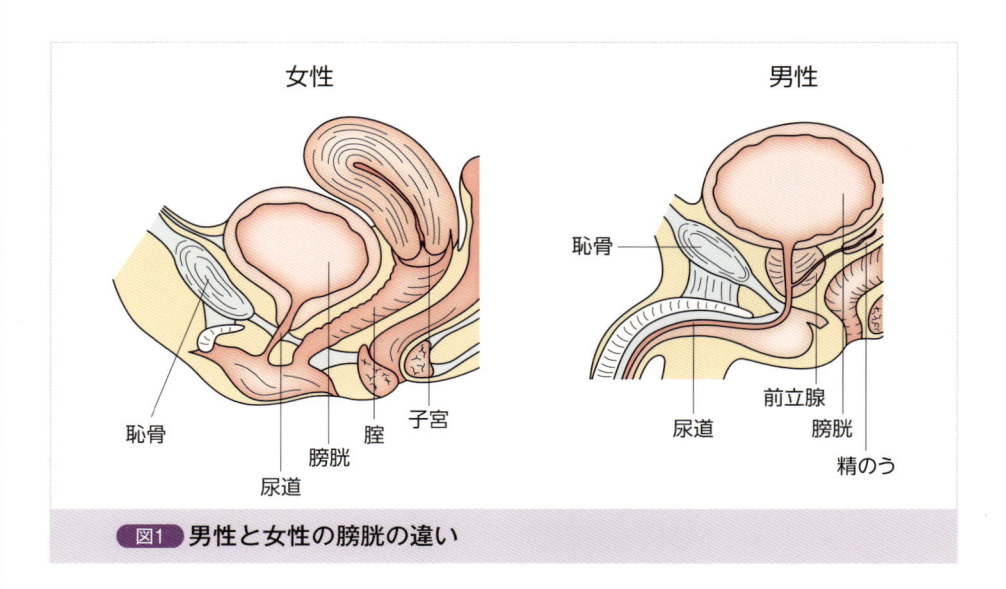

図1 男性と女性の膀胱の違い

3-2 尿排出機能は"グー"と"パー"

　ヒトの体の細胞で不要となった老廃物は，血液で運ばれ腎臓で尿となります．尿は尿管を経由して一旦膀胱でためられます．膀胱内で一定量になったら尿道を経由して体外に排泄されます．これが排尿です．膀胱は伸び縮みできる筋肉で300～500mL蓄尿することができますが，正常の膀胱では200～300mL程度たまると，おしっこに行きたい感覚（**尿意**）を感じます．

　図2 を確認してください．A→C：おしっこをためているときの膀胱収縮筋は「パー」の状態で膀胱の出口にある尿道括約筋は「グー」の状態です．D→E：尿意を感じると，膀胱収縮筋が「グー」の状態に変化し，連動して尿道括約筋が「パー」の状態に変化することでスムーズな排尿が行えます．A：膀胱内の尿をすべて排出が終わると尿道括約筋が「グー」の状態に変化し，連動して膀胱収縮筋が「パー」の状態になることでおしっこがふたたびためられる状態になります．この一連の動き（A→B→C→D→E→Aの繰り返し）が尿排出機能であり，正常排尿サイクルとなります．

　図2 を確認してください．膀胱の大きさをエコーで確認することができます．尿排出機能の一連の流れ（A→B→C→D→E→Aの繰り返し）のうち，どのタイミングにあるのかを確認することができるのです．

3-2　尿排出機能は"グー"と"パー"

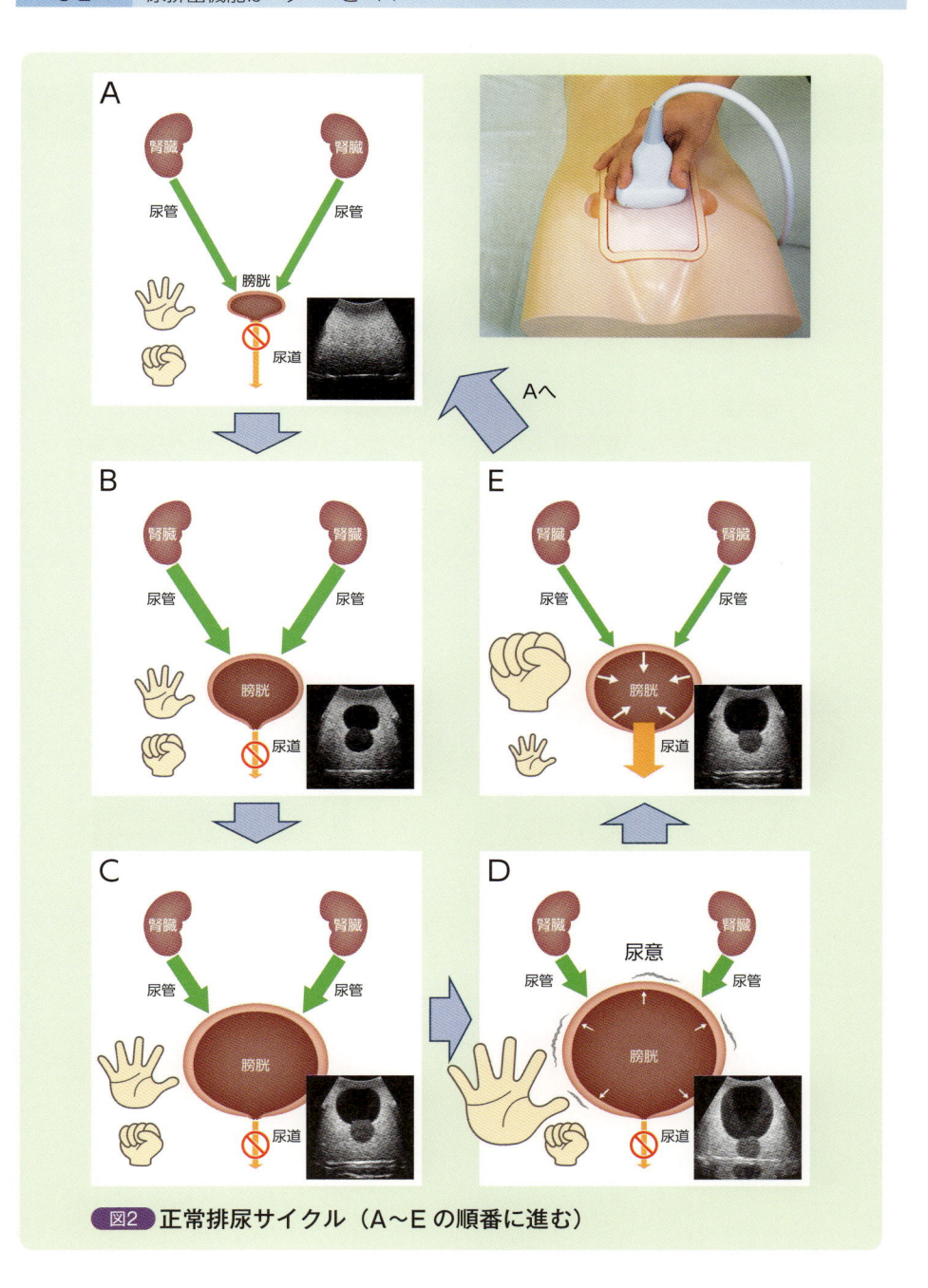

図2　正常排尿サイクル（A〜Eの順番に進む）

第❸章　膀胱の病態生理

3-3　おしっこが出ない (-_-;)　（第4章の症例①で詳述）

　一般に，ヒトでは1日で1200〜1500mLの尿が生成されます．おしっこ行きたいと感じる量が200〜300mLなので1日5〜6回（4〜5時間に1度．例：朝1回，午前1回，午後1回，夕方1回，夜1回）排尿することになります．その回数が極端に少なくなると体の中で何らかの変化が起きていることになります．そのときにエコーをパッと当てるだけで病態を理解することができます．

　図3 を確認ください．膀胱の位置にエコーを当てた時に画面に黒い部分が見当たらない 図3A または，ごく少量しか見当たらない 図3B 場合は，おしっこがたまっていないことになります．その場合は，排尿後もしくは本来腎臓から尿が生成されてくる機能が正常に働いていないことが考えられ，一番に考えられる原因として脱水を疑います．エコーを使うことで即

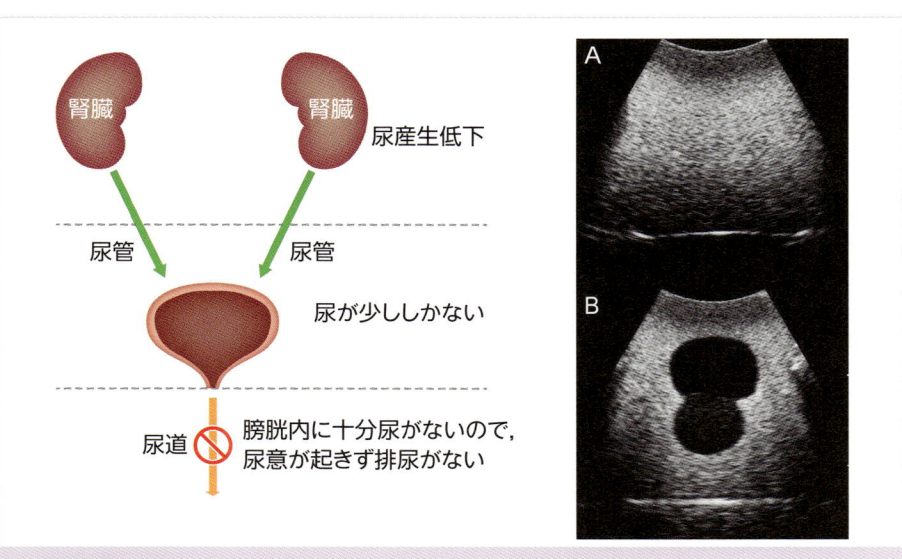

図3　脱水
体液不足のため腎臓で尿が作られないため，膀胱内に尿が少ない．尿意はないため，排尿もない状態．

38

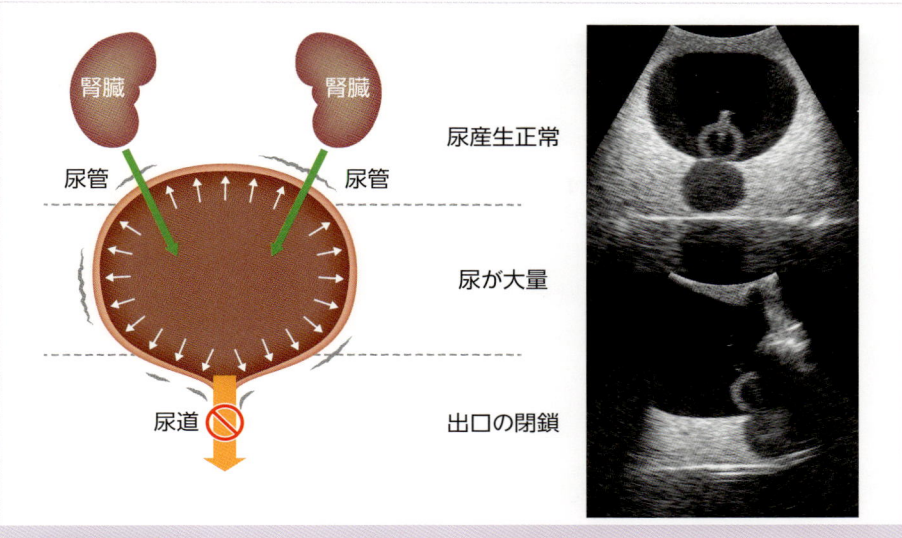

3-3　おしっこが出ない (-_-;)（第4章の症例①で詳述）

図4　尿閉
尿は作られ続けるが，出口が詰まっているため，膀胱内に尿が増え続ける状態
（例：前立腺肥大，膀胱バルーンなど）

座に解決への第一歩に進むことができます．

図4 を確認ください．エコーをパッと当てると膀胱を探すことなく画面に大きく黒い部分が見える場合は，おしっこが沢山たまっていることになります．その場合は，膀胱の大きさにもよりますが，尿閉を疑います（尿量の見分け方は症例で学習します）．尿閉の原因は尿排出機能が障害されているときに起こり，排尿筋の収縮力低下（グーになる力が弱い），膀胱出口の閉塞〔前立腺肥大や膀胱留置カテーテル（以下，膀胱バルーン）〕，排尿筋・尿道括約筋協調不全（グーとパーの連動ができない）などが原因として考えられます．尿閉に陥ると，水腎症などの重篤な合併症を起こさないための処置（導尿など）を迅速に行う必要があります．

3-4 おしっこの回数が多い (*_*)

ポイントは，1回の排尿量です．

排尿量が少ない時は，過活動性膀胱（P.48）あるいは弛緩性膀胱（P.50）を疑います．両者の鑑別は尿意を感じた時点でエコーをパッと当てれば可能です．

排尿量も多い時は，腎臓で尿産生が多いことを意味します．原因としては，糖尿病・尿崩症などが考えられますので，内科などの医療機関受診が必要になります．

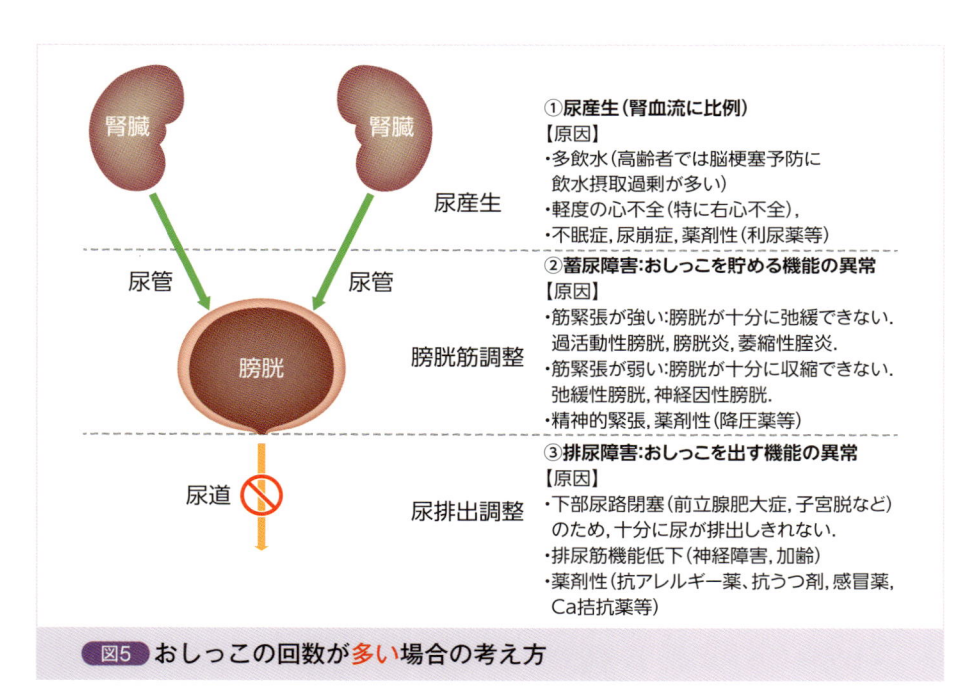

①尿産生（腎血流に比例）
【原因】
・多飲水（高齢者では脳梗塞予防に飲水摂取過剰が多い）
・軽度の心不全（特に右心不全），
・不眠症，尿崩症，薬剤性（利尿薬等）

②蓄尿障害：おしっこを貯める機能の異常
【原因】
・筋緊張が強い：膀胱が十分に弛緩できない．過活動性膀胱，膀胱炎，萎縮性膣炎．
・筋緊張が弱い：膀胱が十分に収縮できない．弛緩性膀胱，神経因性膀胱．
・精神的緊張，薬剤性（降圧薬等）

③排尿障害：おしっこを出す機能の異常
【原因】
・下部尿路閉塞（前立腺肥大症，子宮脱など）のため，十分に尿が排出しきれない．
・排尿筋機能低下（神経障害，加齢）
・薬剤性（抗アレルギー薬，抗うつ剤，感冒薬，Ca拮抗薬等）

図5 おしっこの回数が多い場合の考え方

3-5 おしっこ漏れている（;_;）

尿失禁（おしっこが漏れ出してしまう現象）には様々な症状や状態がありますが，大きく分けると以下の4つです．

3-5-1 腹圧性尿失禁　図6

急に立ち上がった時，力仕事の時，咳やくしゃみをした時など，お腹に力が入った時に尿がもれてしまうという尿失禁です．4割程の女性（約2000万人）が悩まされています．原因は，骨盤底筋群という尿道括約筋を含んだ筋肉が緩むためにおこり，出産や加齢を契機に出現することが多いとされています．治療は，外尿道括約筋や骨盤内の筋群のトレーニングです．テープを尿道の下に通して排尿調整をサポートするという手術（TVT手術・TOT手術）は比較的侵襲性が低く，術後成績も良好な手術として実施されることがあります．

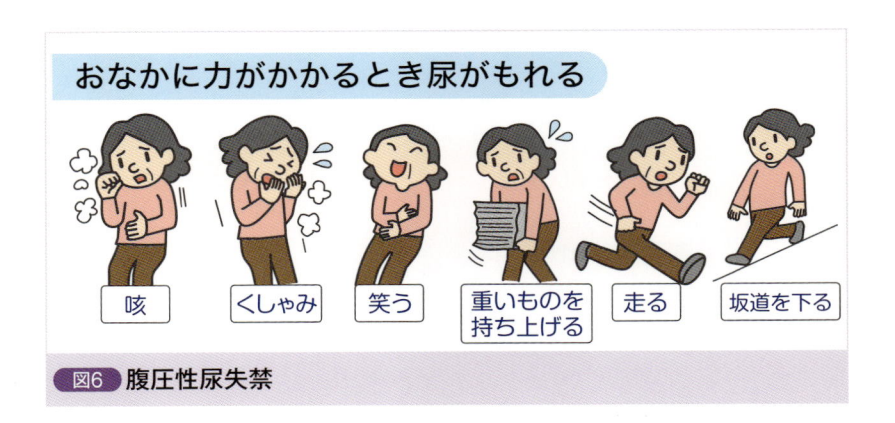

おなかに力がかかるとき尿がもれる

咳　くしゃみ　笑う　重いものを持ち上げる　走る　坂道を下る

図6　腹圧性尿失禁

3-5-2 切迫性尿失禁（せっぱくせいにょうしっきん） 図7

急に尿がしたくなる（尿意切迫感）が，トイレまで尿を我慢できずに漏れてしまうという尿失禁です．本来は脳からの指令で排尿はコントロールされていますが，脳血管障害などによりそのコントロール（蓄尿機能：尿を膀胱にためるために膀胱が大きくなる機能）が十分に機能しない場合（原因として，過活動膀胱が多い），また男性の前立腺肥大症など原因がある場合もありますが，多くは原因不明とされています．治療は，抗コリン薬やβ3（ベータスリー）受容体作動薬などが一般的に使用されます．前立腺肥大症が原因の場合はα遮断薬などが使用されます．

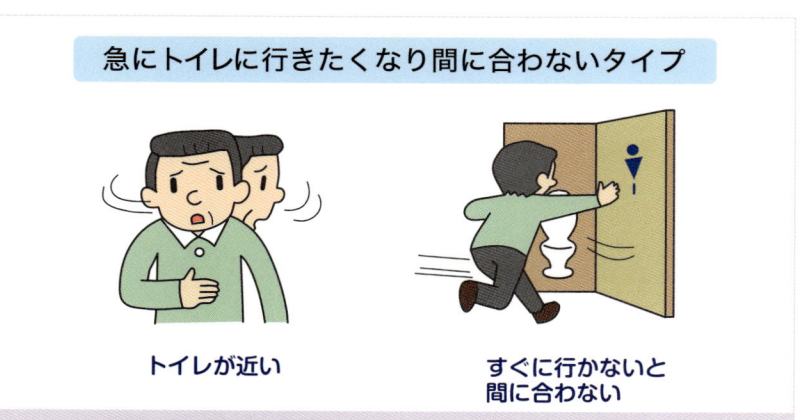

急にトイレに行きたくなり間に合わないタイプ
トイレが近い
すぐに行かないと
間に合わない

図7 切迫性尿失禁

JCOPY 498-01374

3-5-3 溢流性尿失禁（いつりゅうせいにょうしっきん）　図8

　自分で尿を出したいのに出せない，でも尿が少しずつ出てしまうという尿失禁です．膀胱収縮力低下（弛緩性膀胱．脳血管障害が原因であることが多く，脳血管障害などによる弛緩性膀胱を神経因性膀胱ともいいます）や，前立腺肥大症・膀胱頸部硬化症などの排尿障害が原因であることが多いとされています．エコーをパッとあてて，残尿量を確認すれば鑑別は可能です．治療は，前者はコリン作動薬，後者はα遮断薬が主に使用されます

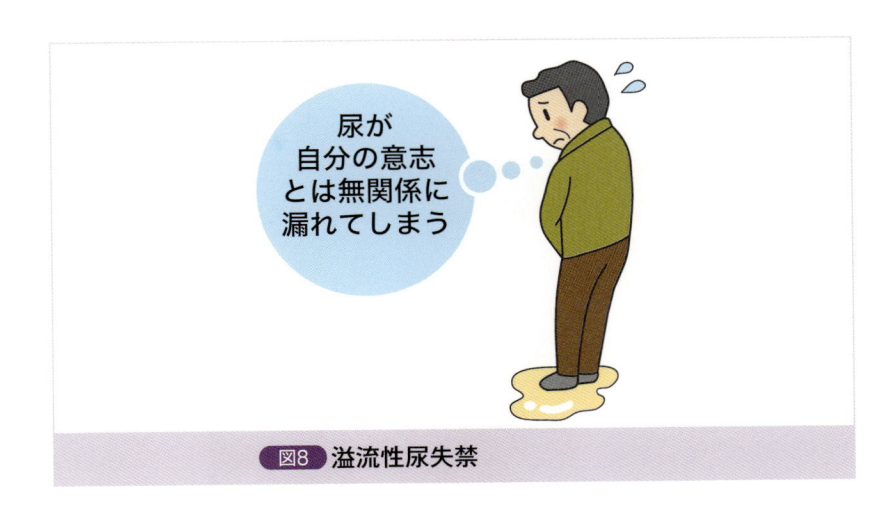

図8　溢流性尿失禁

3-5-4 機能性尿失禁（第4章の症例④で詳述） 図9

　排尿機能（膀胱や尿道などの排尿器官，排泄をコントロールする脳・神経系統）は正常にもかかわらず，認知症や身体運動機能の低下が原因でおこる尿失禁です．例えば，歩行障害のためにトイレまで間に合わない，あるいは認知症のためにトイレで排尿できない，といったケースです．治療は，薬物療法はあくまで補助的であり，介護や生活環境の見直しを含めて取り組んでいく必要があります．

　女性では腹圧性尿失禁と切迫性尿失禁を鑑別することで，その後のケアが大きく異なります．また，**膀胱がん，膀胱結石，膀胱炎も似ている症状をきたしますので注意が必要です**．尿検査とエコーで大まかな鑑別は可能です．

　上記の症状をきたす病態としては，①尿産生増加（P.40 図5），②排尿障害（P.46），③蓄尿障害（P.48）に分けて考えます．これらの鑑別には残尿測定（エコーや排尿日誌）が大変有用です．

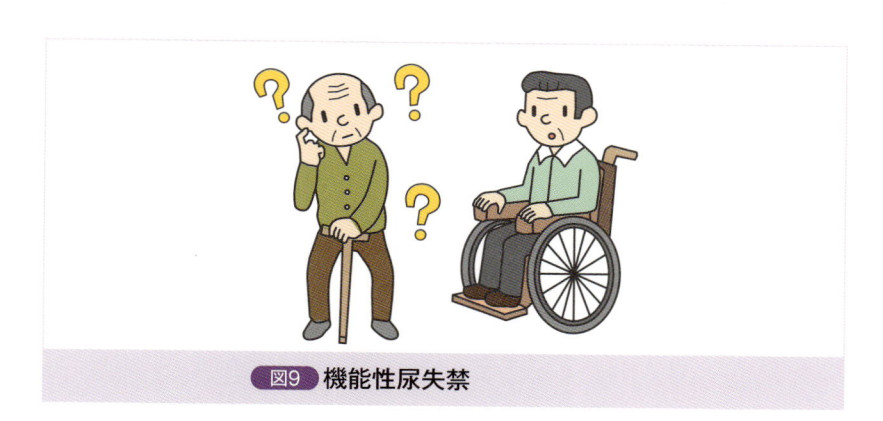

図9　機能性尿失禁

3-6 おしっこの回数が少ない

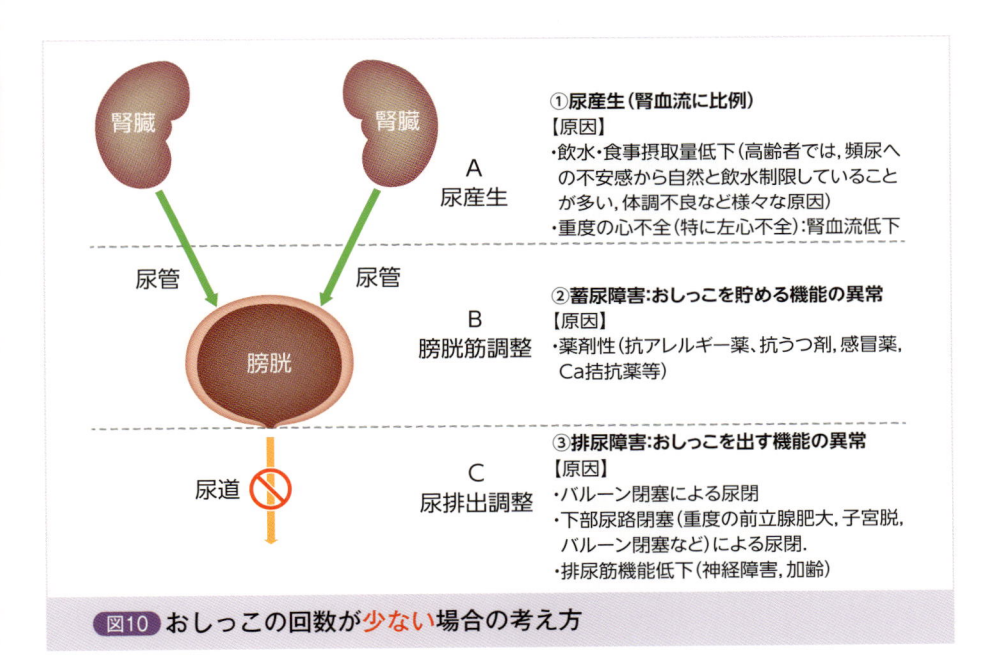

A 尿産生

①**尿産生**（腎血流に比例）
【原因】
・飲水・食事摂取量低下（高齢者では，頻尿への不安感から自然と飲水制限していることが多い，体調不良など様々な原因）
・重度の心不全（特に左心不全）：腎血流低下

B 膀胱筋調整

②**蓄尿障害：おしっこを貯める機能の異常**
【原因】
・薬剤性（抗アレルギー薬，抗うつ剤，感冒薬，Ca拮抗薬等）

C 尿排出調整

③**排尿障害：おしっこを出す機能の異常**
【原因】
・バルーン閉塞による尿閉
・下部尿路閉塞（重度の前立腺肥大，子宮脱，バルーン閉塞など）による尿閉．
・排尿筋機能低下（神経障害，加齢）

図10 おしっこの回数が少ない場合の考え方

3-7 排尿障害と蓄尿障害

以下は，2つの病態（排尿障害と蓄尿障害）と3つの具体的疾患に関して，エコーを使用したその鑑別方法を示します．

* 排尿障害
  1) 前立腺肥大症
  2) その他：膀胱頸部硬化症
* 蓄尿障害
  3) 過活動性膀胱
  4) 弛緩性膀胱

3-7-1 排尿障害

1) 前立腺肥大症 benign prostatic hypertrophy（BPH） 図11

男性の尿漏れ，頻尿の症状の原因として最多です．前立腺が大きくなる

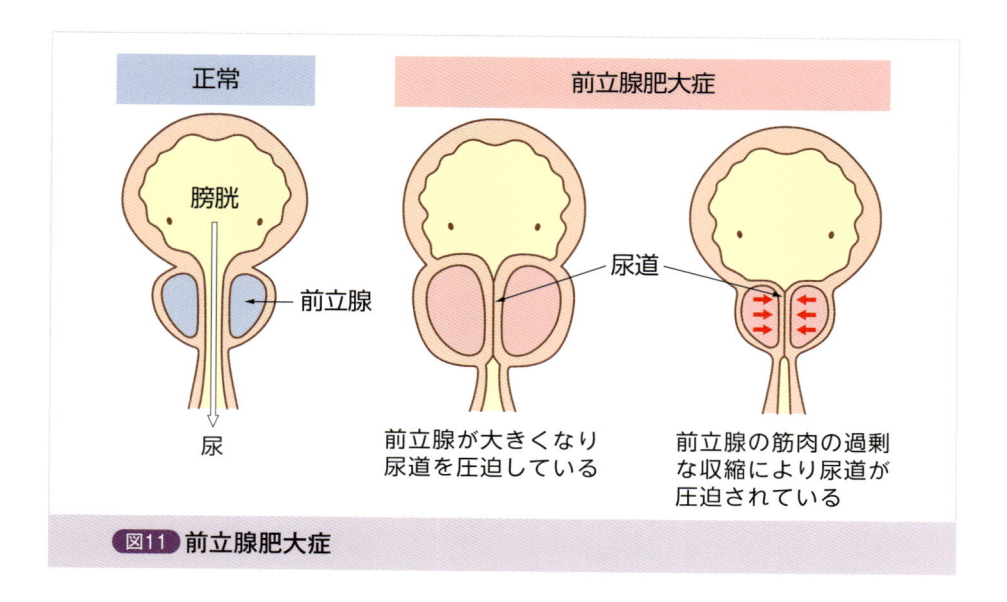

図11 前立腺肥大症

（正常／前立腺肥大症：前立腺が大きくなり尿道を圧迫している／前立腺の筋肉の過剰な収縮により尿道が圧迫されている）

3-7 排尿障害と蓄尿障害

ことで，尿道を圧迫します．排尿するのに必要な膀胱の収縮力が増えます．排尿しきれない尿は，残尿となります．その残尿が内尿道口を刺激して，尿意を伴って少量の排尿が繰り返されます．治療は，薬物治療，非薬物治療と手術療法があります．

2) その他の排尿障害

慢性前立腺炎，前立腺結石，膀胱頸部硬化症（bladder neck contracture）など様々な原因があります．膀胱出口，内尿道口（尿道の膀胱側）近傍には排尿のためのセンサーがあります．この部分が，何らかの原因により，刺激に敏感になり，排尿障害をきたします．具体的な疾患名は専門家でも議論が分かれています．しかし，排尿障害自体を疑うエコー所見は種々報告されています．興味のある方は，調べてみてください．

①肉柱形成
②膀胱頸部の膀胱内突出
③前立腺結石
④前立腺静脈瘤
⑤膀胱出口（内尿道口周囲）の肥厚
⑥膀胱三角部の肥厚

3-7-2 蓄尿障害

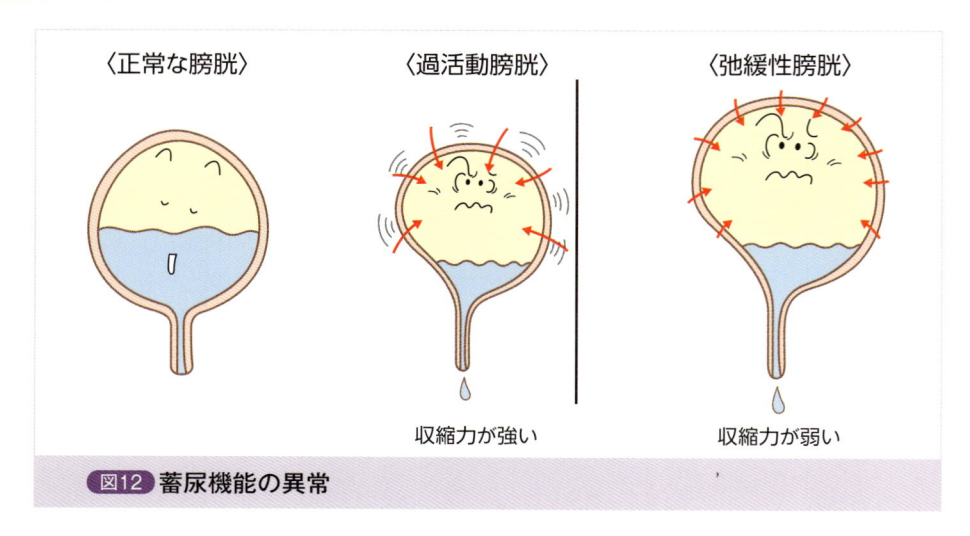

〈正常な膀胱〉　〈過活動膀胱〉　〈弛緩性膀胱〉

収縮力が強い　　収縮力が弱い

図12 蓄尿機能の異常

1）過活動性膀胱 overactive bladder（OAB） 図13

　切迫性失禁には過活動膀胱が背景に潜んでいることが殆どです．過活動膀胱は尿意切迫感があり，**夜間頻尿を伴い切迫性失禁**をともなうことが多いとされています．その病態は尿をためている際に排尿筋の過活動収縮によるものです．正常では200〜300mLの蓄尿から尿意を感じますが，過活動膀胱はそこまでに至る前に強い尿意を感じます．**強い尿意を感じた時にエコーをパッとあてて画面上に200mLにも満たない程度の黒い部分しか見えない場合は過活動膀胱を疑います**．原因は，膀胱の筋肉の収縮が強い場合が多いです．

3-7 排尿障害と蓄尿障害

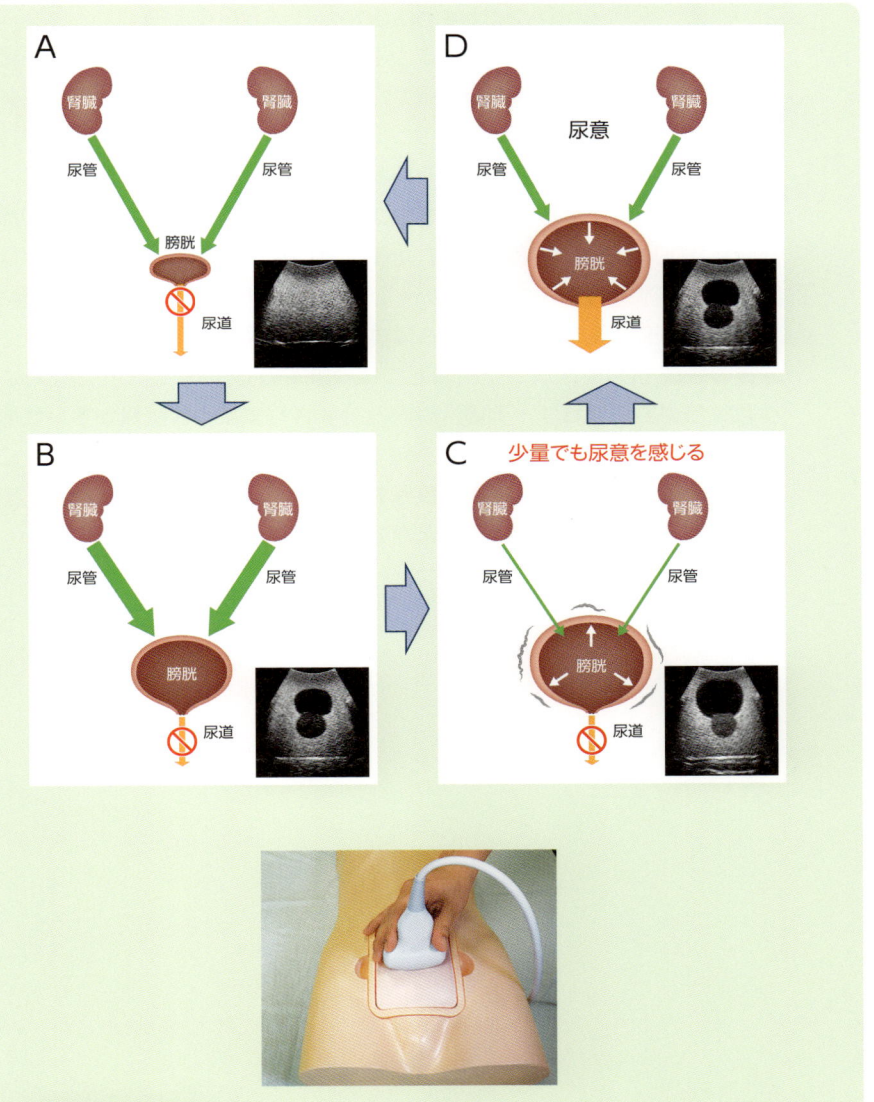

図13 過活動膀胱

正常は 300mL 貯められる．200mL しか貯められない場合は過活動膀胱を考える．

2）弛緩性膀胱 underactive bladder（UAB） 図14

　尿意を感じずに尿が漏れてしまう症状を溢流性尿失禁といいます．その原因としては，膀胱の筋肉の緊張が弱い「弛緩性膀胱」を疑います．弛緩性膀胱とは排尿のメカニズムをコントロールする神経回路が障害を受け正常な排尿サイクルができなくなった病態に起こります．**弛緩性膀胱は，尿意がなく尿漏れが生じているときにエコーをパッとあてたら画面上の黒い部分が 100mL 以上程度確認された時に疑います．**また，弛緩性膀胱は排尿筋の機能障害（"パー"から"グー"）を伴いますので残尿測定が重要になります．尿排出機能が正常であれば排尿後の残尿は 0mL です．臨床上，排尿後の残尿 50mL 未満が正常範囲になりますので，100mL を超えるような残尿が認められれば，弛緩性膀胱と診断されます．残尿量が多い状態では，尿路感染症などの合併症を予防するための治療が考慮されます．このように，**尿漏れから潜む様々な疾患もエコーをパッと当てるだけで正確な判断から治療へと結びつけることができます．**

3-7 排尿障害と蓄尿障害

A 残尿がある

B 膀胱に尿が溜まっても尿意を感じない

C ようやく尿意を感じる

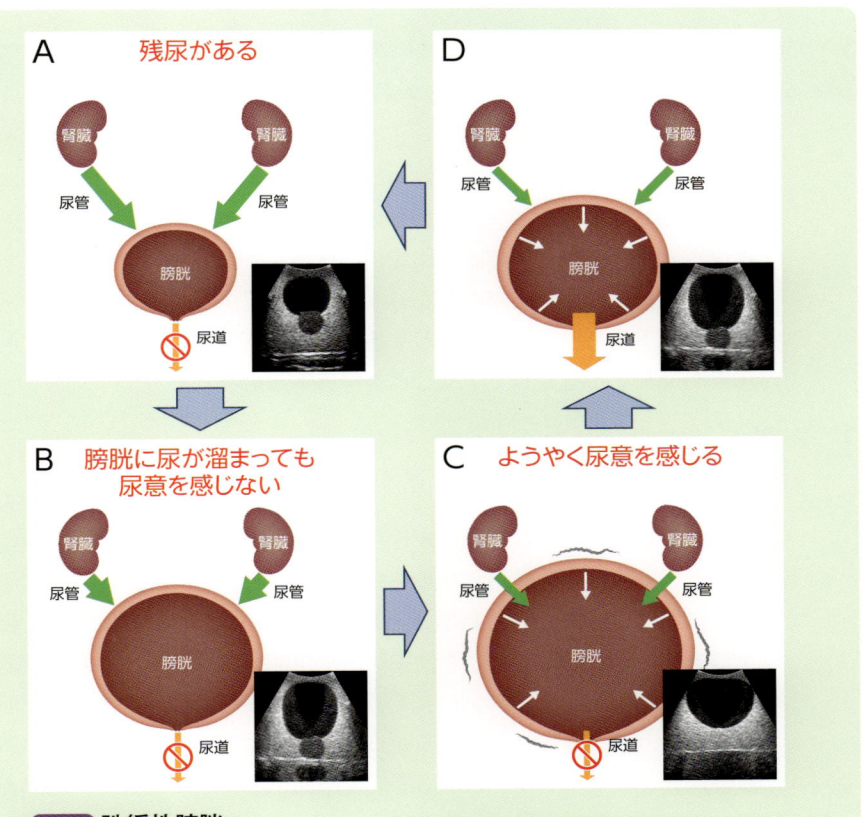

D

図14 弛緩性膀胱
排尿後の残尿が50mL未満が正常．100mL以上の場合は弛緩性膀胱を考える．

3-8 おしっこは体内循環のバロメーター

　こどもと高齢者は脱水になりやすいといわれています．こどもの場合はもともと体に占める体液の割合が多いため，少しでも失われると脱水の症状に陥ります．また，自分の意志で水分の補給ができないことも一因としてあげられます．一方，高齢者の場合は体液をためる筋肉量が減少するため体の水分が元々少ない傾向にあります．また，のどの渇きを自覚する中枢機能が低下するため水分を摂取する感覚が低下しています．加えて利尿作用をもつ薬を投与されていることも考慮する必要があります．

3-8-1　脱水 （第4章の症例②で詳述）

　脱水に陥り点滴治療を行ったとき，その効果を判定するために，**従来は，排尿するまで待たなければなりませんでした．長時間たっても排尿が見られないと，導尿あるいは膀胱バルーンを挿入して膀胱内の尿貯留状態を確認しなければならなかった経験はありませんか？** そのような時に，**膀胱にエコーをパッと当てるだけで効果判定が可能**になります．点滴治療開始前にまず膀胱にエコーをパッと当てて画面上の黒い部分の大きさを記憶しておきます．治療後しばらくしてから再びパッと当てて治療開始前の黒い部分の大きさが変化していれば治療の反応ありと判断できます．時間経過に伴って蓄尿し排尿に至りますので安心しながら患者さんをケアすることができます

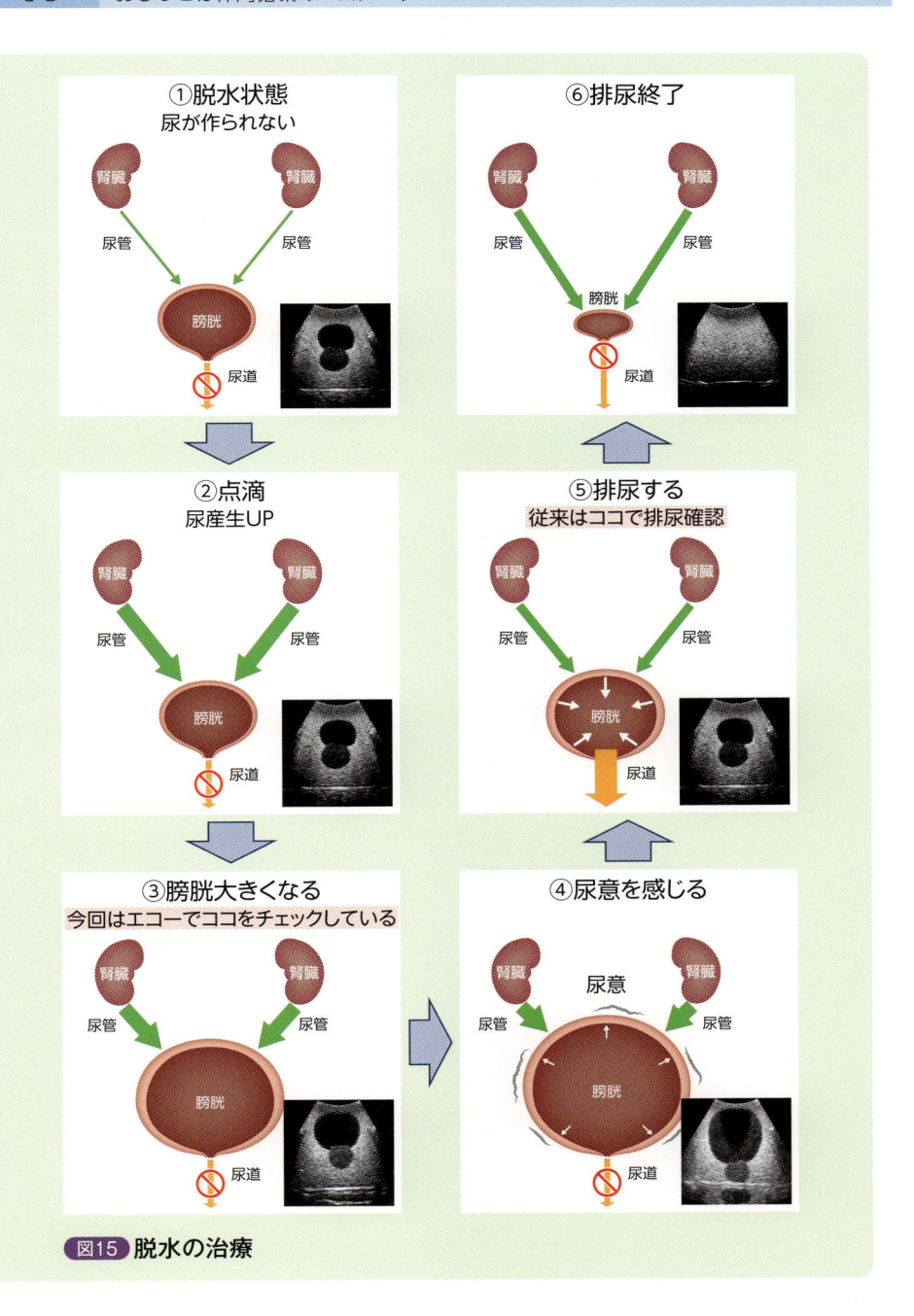

3-8 おしっこは体内循環のバロメーター

①脱水状態
尿が作られない

②点滴
尿産生UP

③膀胱大きくなる
今回はエコーでココをチェックしている

④尿意を感じる

⑤排尿する
従来はココで排尿確認

⑥排尿終了

図15 脱水の治療

3-8-2 うっ血性心不全（第4章の症例③で詳述）

　うっ血性心不全に陥ると動脈を通じての血液供給から静脈から心臓への血液汲み上げ障害が生じ体内循環機能が破たんした状態になります．その結果，むくみが生じ，肺での血液うっ滞が起こる（肺水腫）ため酸素交換が障害され，軽度な労作でも息切れを起こします．心不全の状態が続きますと体液貯留が進行しさらなる循環障害が進み，心臓への負担が増加する負のスパイラルに至るため，適切な体液環境に戻すために利尿薬が投与されます．この時も利尿薬の反応を見るために，点滴による脱水治療の判断に用いた時と同じようにエコーをパッと当てるだけで効果判定を行うことができます．このように，膀胱のエコーは体内循環指標の評価として簡単に用いることができます．

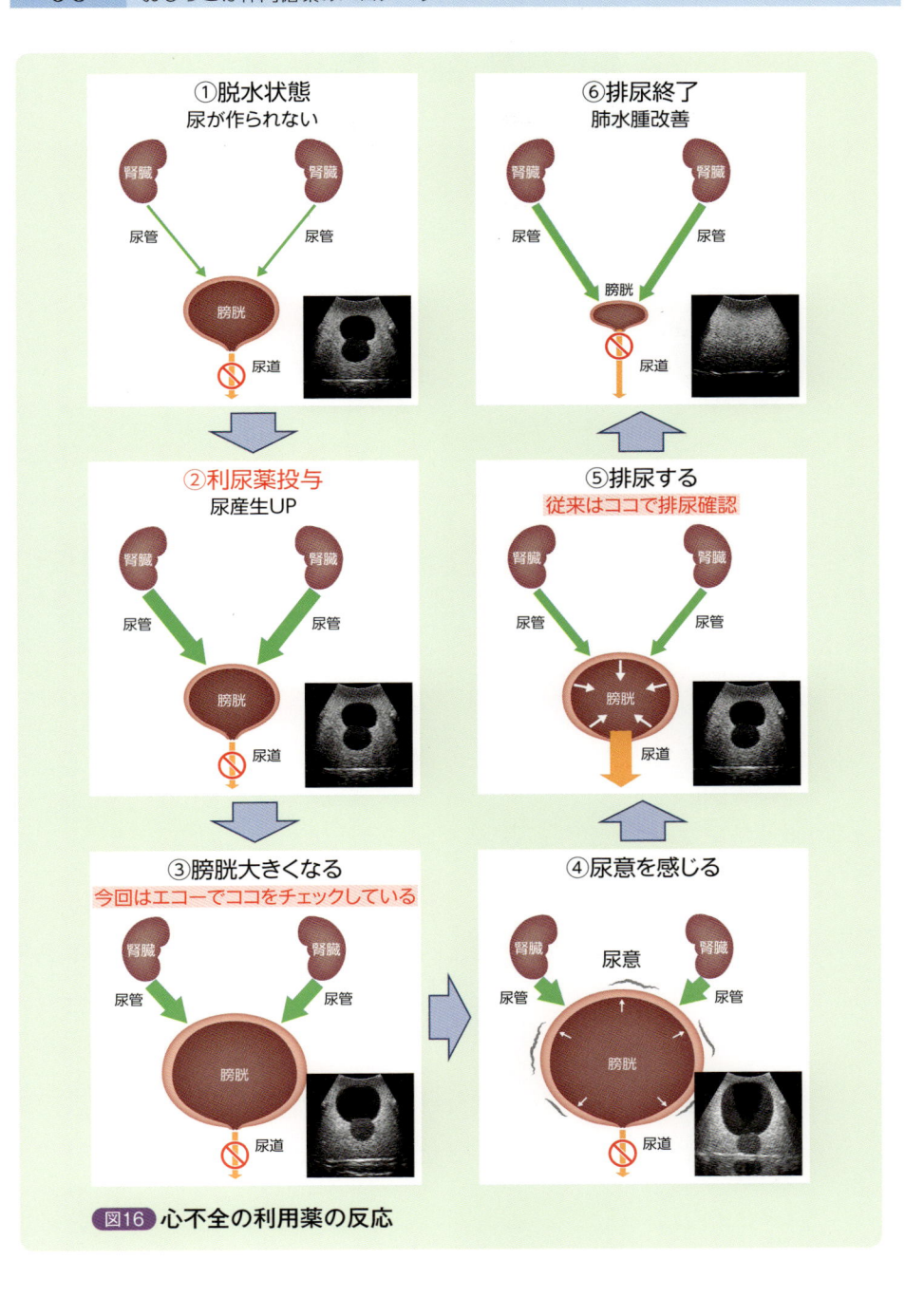

3-8　おしっこは体内循環のバロメーター

① 脱水状態
尿が作られない

② 利尿薬投与
尿産生UP

③ 膀胱大きくなる
今回はエコーでココをチェックしている

④ 尿意を感じる

⑤ 排尿する
従来はココで排尿確認

⑥ 排尿終了
肺水腫改善

図16　心不全の利用薬の反応

MEMO

第4章 さあ, やってみましょう

症例① 「おしっこが出ない」脱水？ 尿閉？

80歳男性　主訴：おしっこが出ない．要介護4（次頁，註参照）
脳梗塞後の右半身不全麻痺，慢性心不全，慢性腎臓病であり，食事はゆっくりとだが経口摂取可能，在宅で訪問看護と訪問診療でケアしています．前立腺肥大症で尿閉を繰り返しているため，半年前より膀胱留置カテーテル（以下，膀胱バルーン）で排尿管理となっています．ある朝，家族が膀胱バルーンバック内に尿が殆ど出ていないことに気がつき，訪問看護ステーションへ連絡し，看護師が訪問することになりました．

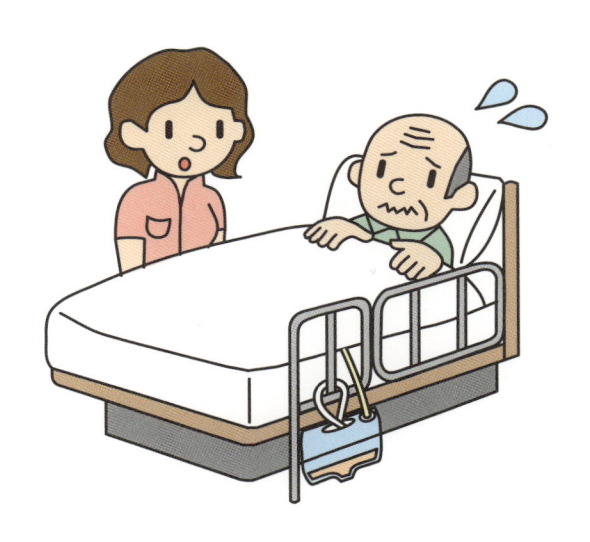

第4章　さあ，やってみましょう

> **註：一般的な要介護4の状態**
> ①見だしなみや居室の掃除などの身の回りの世話がほとんどできない．
> ②立ち上がりや片足での立位保持などの複雑な動作がほとんどできない．
> ③歩行や両足での立位保持などの移動の動作が自分ひとりではできない．
> ④排泄がほとんどできない．
> ⑤多くの問題行動や全般的な理解の低下がみられることがある．

質問① どんな情報を知りたいですか？（問診）

回答① 発熱，血圧，脈拍数，SpO_2 などのバイタルサイン．腹痛の有無，昨夜の食事・飲水摂取量，普段との様子の違い，など

質問② どんな身体所見を確認したいですか？（診察）

回答② 口腔内乾燥，胸部の聴診，腹部の圧痛，下肢のむくみ，など

質問③ どのように対応しますか？

回答③ 脱水の可能性が高ければ，医療機関受診？，とりあえず補液？．

症例 ❶　「おしっこが出ない」脱水？　尿閉？

エコーで分かるこんなこと

- 訪問看護という状況であれば，試しに導尿してみる，もしくは膀胱バルーン留置中であれば交換してみるという現場もあると思います．
- しかし，いずれにしても患者の苦痛を伴います．また，導尿失敗した場合，単純に挿入手技の問題なのか，膀胱内に尿がないのかの判断に苦慮することもあります．
- しかも，その導尿などに使用した器具は当然廃棄ですので，コストも資源も余分にかかります．
- これらの迷いをエコーは解決します．

1　実際にエコーをやってみよう

主に使用するキューブ：❹ 50mL と ❻ 尿閉＋バルーン．
手順は 2 章の P.24 ～ 29 を参照．

第4章 さあ，やってみましょう

2 エコー実施の結果

質問：どのキューブでしたでしょうか？

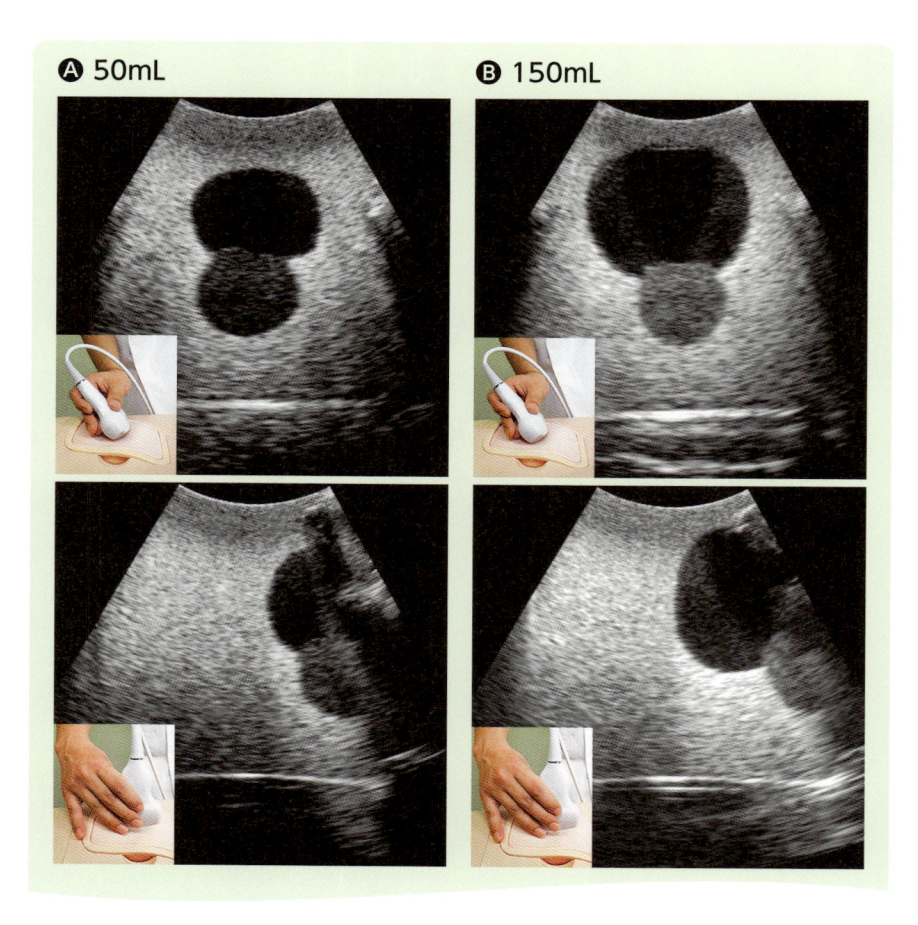

Ⓐ 50mL

Ⓑ 150mL

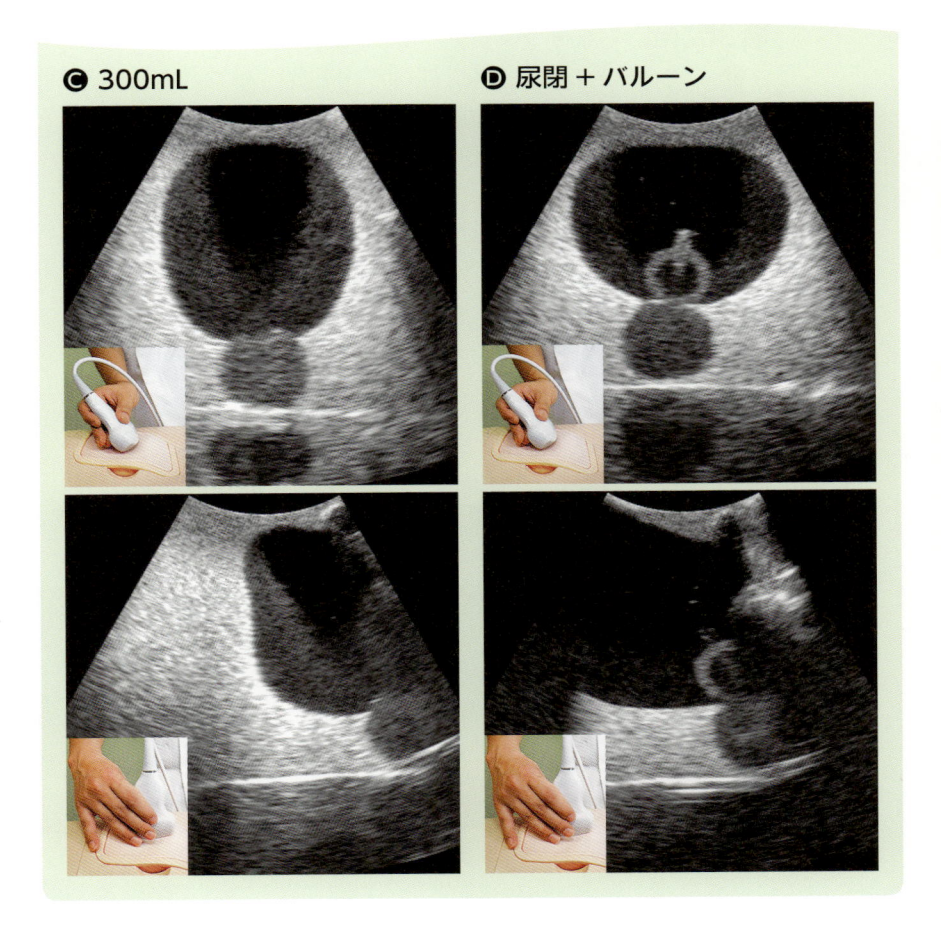

症例 ❶ 「おしっこが出ない」脱水？ 尿閉？

ⓒ 300mL

ⓓ 尿閉＋バルーン

第4章 さあ，やってみましょう

- **Ⓐ 50mL キューブ**：脱水を強く疑う．
- **Ⓑ 150mL キューブ**：
  - **Ⓑ-1**：普段から過活動性膀胱（膀胱容量が小さい）患者
    - ➡異常なし
  - **Ⓑ-2**：普段が弛緩性膀胱（膀胱容量が大きい）患者
    - ➡脱水の可能性あり
- **Ⓒ 300mL キューブ**：
  - **Ⓒ-1**：普段から過活動性膀胱（膀胱容量が小さい）患者
    - ➡尿閉の可能性あり
  - **Ⓒ-2**：普段が弛緩性膀胱（膀胱容量が大きい）患者
    - ➡異常なし
- **Ⓓ 500mL・尿閉キューブ**：尿閉を強く疑う．

画像上の尿閉状態（＝膀胱が緊満状態）の判断のポイントは，以下を参照してください．

［画像上の尿閉のポイント］

A) 尿閉あり 過活動性膀胱
膀胱壁のテンションが高い
外側へ凸

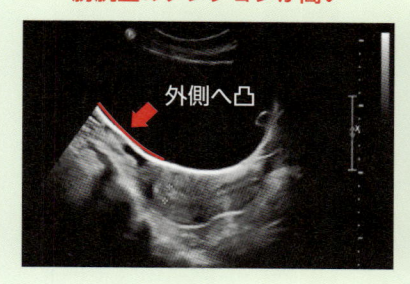

B) 弛緩性膀胱
膀胱壁のテンションが低い
内側へ凸

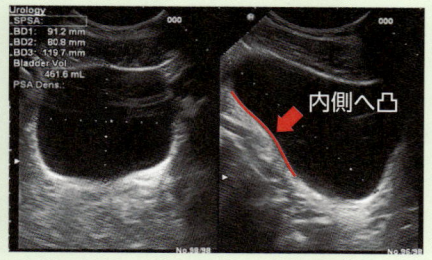

症例❶　「おしっこが出ない」脱水？　尿閉？

3　症例①：解説

①脱水を疑った時

　膀胱内に尿が少なければ（空っぽの状態，50mL キューブ，150mL キューブの場合），**脱水の評価と原因検索**が（腹膜炎による腹膜刺激症状のこともあります）必要になりますから，**医師へ相談＋医療機関受診を促す**ことになるでしょう．
　詳しい対応は，症例②を参照ください．

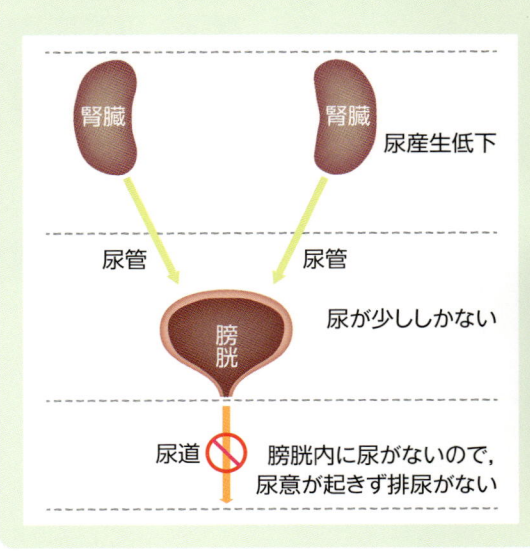

[脱水を疑った時]

腎臓　腎臓
尿産生低下
尿管　尿管
膀胱
尿が少ししかない
尿道🚫　膀胱内に尿がないので，尿意が起きず排尿がない

脱水
体液不足により腎臓で尿が作られないため，膀胱内に尿が少ない．尿意はないため，排尿もない状態．

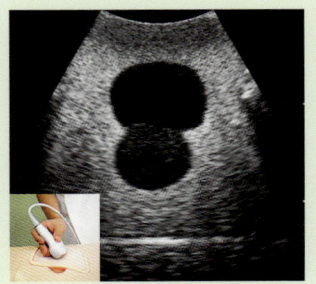

②尿閉を疑った時

　膀胱内液体貯留（❻，❼）していれば**導尿**します．しかも，膀胱内容量が減少していく過程から残尿消失までエコーで確認できます．これは看護師でも十分実施できる範囲です．

［尿閉を疑った時］

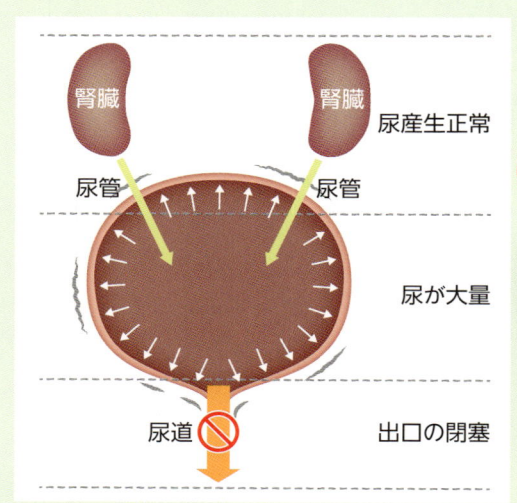

腎臓　腎臓　尿産生正常
尿管　尿管
　　　　　　　尿が大量
尿道🚫　　　出口の閉塞

尿閉
尿は作られ続けるが，出口が詰まっているため，膀胱内に尿が増え続ける状態．

🚫 前立腺肥大・膀胱バルーンなど

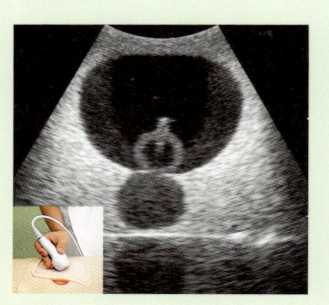

症例❶　「おしっこが出ない」脱水？　尿閉？

まとめ

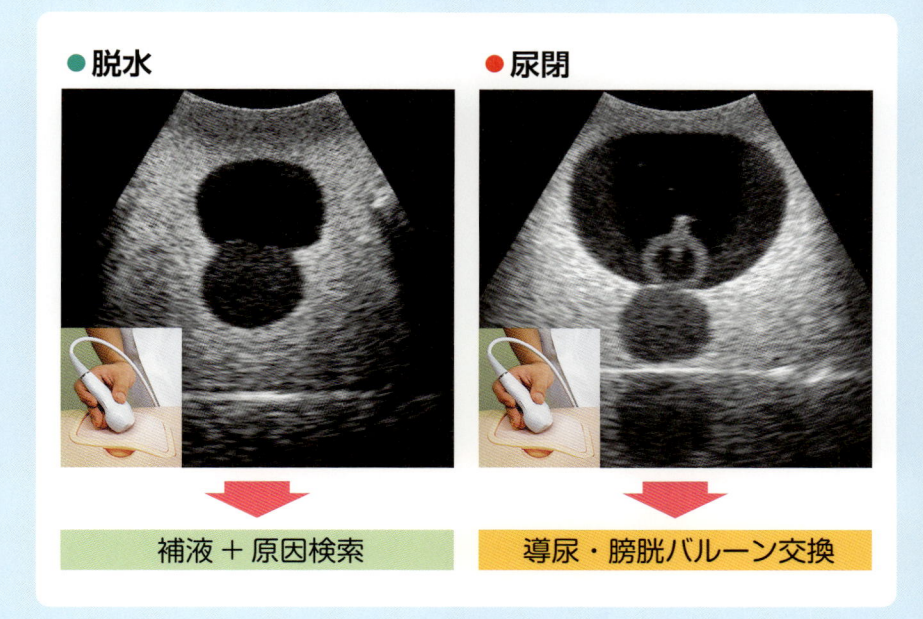

● 脱水　　　　　　　　　　　　　● 尿閉

⬇　　　　　　　　　　　　　　　⬇

| 補液 ＋ 原因検索 | 導尿・膀胱バルーン交換 |

　現場で安全に確実に対応できることが現場で行えるメリットは小さくありません．患者が病院に受診することの多大な労力・影響が生じます．そこまで考慮して，それでも受診が必要ならば迷わず受診していただくのは当然です．

第4章 さあ，やってみましょう

まとめ フローチャート

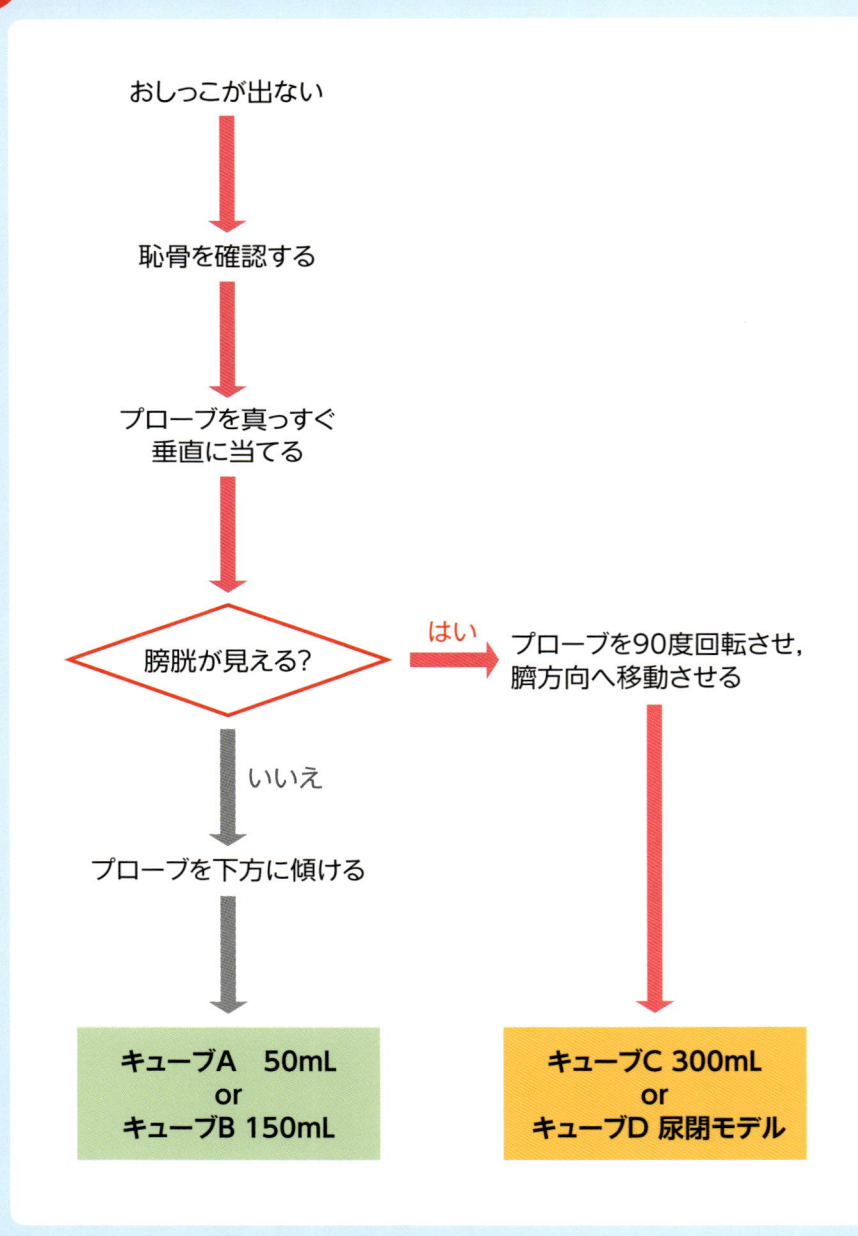

```
おしっこが出ない
    ↓
恥骨を確認する
    ↓
プローブを真っすぐ
垂直に当てる
    ↓
膀胱が見える? ──はい──→ プローブを90度回転させ，
    │                      臍方向へ移動させる
   いいえ                          ↓
    ↓
プローブを下方に傾ける
    ↓
キューブA　50mL              キューブC 300mL
    or                            or
キューブB 150mL              キューブD 尿閉モデル
```

症例 ①　「おしっこが出ない」脱水？　尿閉？

① ポケットエコーを病棟で活用してみて

看護師のコメント

　看護師がエコーを使える!!　なんて画期的なんだと思いました．例えば，おしっこが出ていない場面に遭遇をした時，さて看護師としてどう振る舞うか？　①出るまで待つ，②飲水を促す，③トイレに誘導してみる，④普段の INOUT をチェック，⑤お腹（膀胱当たりの）の張りを見る，⑥先生に報告して指示を待つ．先日，エコーが活躍すべき状況に出くわしました．夜勤入りのタイミングで朝から尿が出ていない．医師に報告すると「この人はいつも少ない，様子をみてください」，しかし傾眠的で認知症のある，このおばあちゃんは昼間十分飲水できていたのか？　夜に入って消灯までに出来ることは限られてきます．本日の水分摂取量を勘案して気持ち飲水を促してみる．そしてトイレへの誘導．朝から出ていないのにお腹の張りはさほどではない．ご本人，苦しくもない，そしてトイレに行きたい感じもないとのこと．無理やり起こして排尿誘導するのもどうかと思ったら，そうだ!!　ポケットエコーがある！　まずは膀胱に尿が溜まっていたらちょっと頑張ってトイレに行ってもらおう．そしてエコーを片手にお部屋に行き実施をしたところ，先日の勉強会の模型と同じ容量（400mL 程度）に膨らんでいる膀胱が映し出されました．早速おばあちゃんに声掛けをして，頑張ってトイレに移ってもらったが，座っても腹圧かけても自然尿は排出されません．そこで医師に報告をして導尿を実施しました．

　この事例から考えられること．エコーが出来ると何が良いのか？　よく，導尿をして排尿があるのか確認をしてみるが，実際に出なかったという事例も見られることがある．患者さんに無意味な苦痛だけを与えてしまうことになる．患者にとって，**出来るだけ苦痛を伴わずに，適切な処置が行えることが一番望ましい**と思われます．アセスメントを行い，いろいろな援助を行うことも必要であるが，ポケットエコーを用いることで，排尿に対してその患者にかかる時間も短縮できる．またそれ以外の業務や患者に関わる時間が持て，有効的に使えると考えられました．

　今後，このような事例の際に，どのタイミングでポケットエコーを用いるのか，用いることで，患者にとって何が利点なのか．そして，今後の患者の治療や看護につながるアウトカムを見いだせるものとして活用していきたいと考えています．

② **成功体験が第一歩です**

　バルーン留置や導尿行為は患者さんにとって非常に苦痛なことです．実施する私達看護師にとっても，尿閉や精密な排尿量管理など医学的にどうしても必要な場合以外では，できれば実施したくありません．せん妄になった場合，患者さんと患者さんの家族も辛いですが，私達も心身（業務量が増えるという身体的・心理的な負担など）が辛くなります．ポケットエコーで膀胱を見るようになって，入院中の患者さんで尿閉になる直前に導尿し，事なきを得たこともありました．訪問看護でも「おしっこがあまり出ない」という患者さんに，自信を持って尿閉状態を確認し導尿で解決できました．患者さんが病院を急遽に受診しなくても済み，家族も喜んでいました．「おしっこが出なくなってきた」という在宅の患者で，エコーを見ても膀胱が見えなくて，脱水状態を疑い医師に相談し，重症化する前に病院受診につなげることもできました．しかし，自分のエコー技術や判断に自身がないときも当然あります．その時は，その場でメール・電話で医師に相談したり，後で相談したりして学習していけばよいと思っています．はじめから完璧にはできませんが，エコーは患者さんに苦痛がありません（ゼリーが冷たいと言われなければ）ので，膀胱をエコーで見るだけなら，どんどんやってみようという気持ちになってきます．**現場での成功体験を一度味わうと，エコーを実施することの心理的抵抗は激減**します．

STEP UP

膀胱エコーが役立つ様々な場面

「おしっこがでない」という状況に遭遇し，対応が必要な場面は少なくありません．在宅医療・看護の場面だけでなく，介護施設や特別養護老人施設などの医師が医療機関外で適切な対応と判断が必要な場面では，特にその威力を発揮します．また，尿検査が必要だけど，いつ尿検体が採れるかも業務マネジメント上も気になるところです．また，医療機関内でも本症例のスキルは有用です．

① **出産後の女性の排尿トラブルへの対応**：お産（経腟分娩）後には排尿確認が必要です．産後なかなか自排尿が認められない時は，導尿で確認することがあります．しかし，高齢でももちろんですが，出産可能年齢の女性への導尿は非常に苦痛です．エコーで膀胱を確認し，尿閉にならないかぎりは自排尿を待つという方法も一案だと思われます．

② **入院患者の排尿確認**：手術後の排尿管理は非常に大事です．全身麻酔，硬膜外麻酔や脊髄くも膜下麻酔（脊椎麻酔），手術操作（開腹手術，後腹膜手術，骨盤内手術など），術後疼痛などの影響もあり，尿管機能・膀胱機能が十分に保たれているかを確認する必要があります．手術直後は通常は膀胱バルーンで管理されていますが，術後数日たてば，必要なければ抜去することが多いでしょう．しかし，その抜去時期に悩むことは少なくありません．それは，尿量の正確な管理というメリットと，感染管理（尿路感染症のリスク），患者の苦痛，ADLへの影響（リハビリ動作に差し支える），高齢者のせん妄のリスクなどのデメリットを天秤に掛けて判断されているからです．抜去後も，エコーで膀胱をチェックすることで，適切な排尿管理と尿量評価に役立つでしょう．ICUや病棟でも，重症な高齢者の全身管理で不用意なバルーンは上記リスクによるトラブルのリスクとなります．そのため，膀胱バルーン管理と自排尿による尿量計測の間の立ち位置で，バイタルサインと併記での膀胱エコーという管理もよいかもしれません．

③**いつ導尿するべきか？**：尿検査必要だが，自排尿は当分出ない様子の入院患者は珍しくありません．特に，脳卒中後遺症患者や高齢者ではよくある光景です．神経因性膀胱などが原因の弛緩性膀胱では，尿意があまり当てにならないこともあります．また，過活動性膀胱では導尿しても膀胱内に尿が殆どないかもしれません（導尿の苦痛のみで最も避けたい状況です）．導尿は患者の苦痛があり，尿検体の採取は現場では意外と業務マネジメント上大事になります．エコーで膀胱を確認することで，その患者の尿意を感じる尿量が把握できること，残尿量を確認できること，などから適切な導尿に役立ちます．

④**小児でも有用**：小児の全身状態の大事な指標の1つは"脱水の程度"です．外来診療では（もちろん入院患者でも），排尿があればOK（帰宅など）というマネジメントが一般的です．症例②のSTEP UPでも述べますが，エコーで膀胱容量の増大を確認することで帰宅の判断ができれば関係者全体の満足度が向上するでしょう．

　看護師などがエコーで所見を得ても，その判断に自信がないときは，エコー画像を遠隔の医師などにメールなどで連絡し確認して頂くことも可能です．膀胱バルーンや導尿の適切な管理のために，是非エコーを有効利用されることを期待します．

症例❷　体液管理は膀胱エコーから！　脱水の補液，いつまで？

症例②　体液管理は膀胱エコーから！　脱水の補液，いつまで？
症例①の患者さんの続きです．

主訴：おしっこが出ない．
膀胱バルーンが閉塞したことによる尿閉でした．膀胱バルーンの入れ替えをしようとしましたが，患者さんの強い希望で膀胱バルーンを抜去したままで，自排尿を挑戦したいとの申し出がありました．数日は腹痛もなく経過していましたが，その1週間後・・・

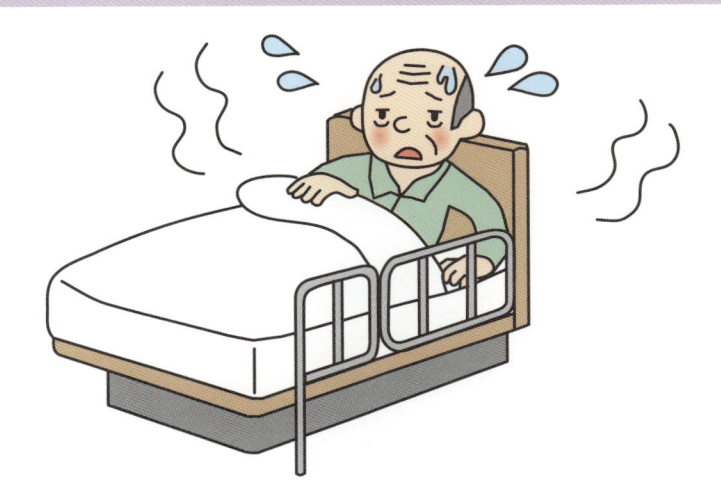

質問① 最後の排尿はいつごろですか？　どのように対応しますか？

回答① 6時間前？　医療機関受診？，とりあえず補液？，医師に電話？

1　症例①の要領で膀胱エコーを実施しました

主に使用するキューブ：❹50mLと❺150mL，❻300mLのキューブ．
手順は2章のP.24～29を参照．

第4章 さあ，やってみましょう

2 エコー実施の結果

質問 どのキューブでしたでしょうか？

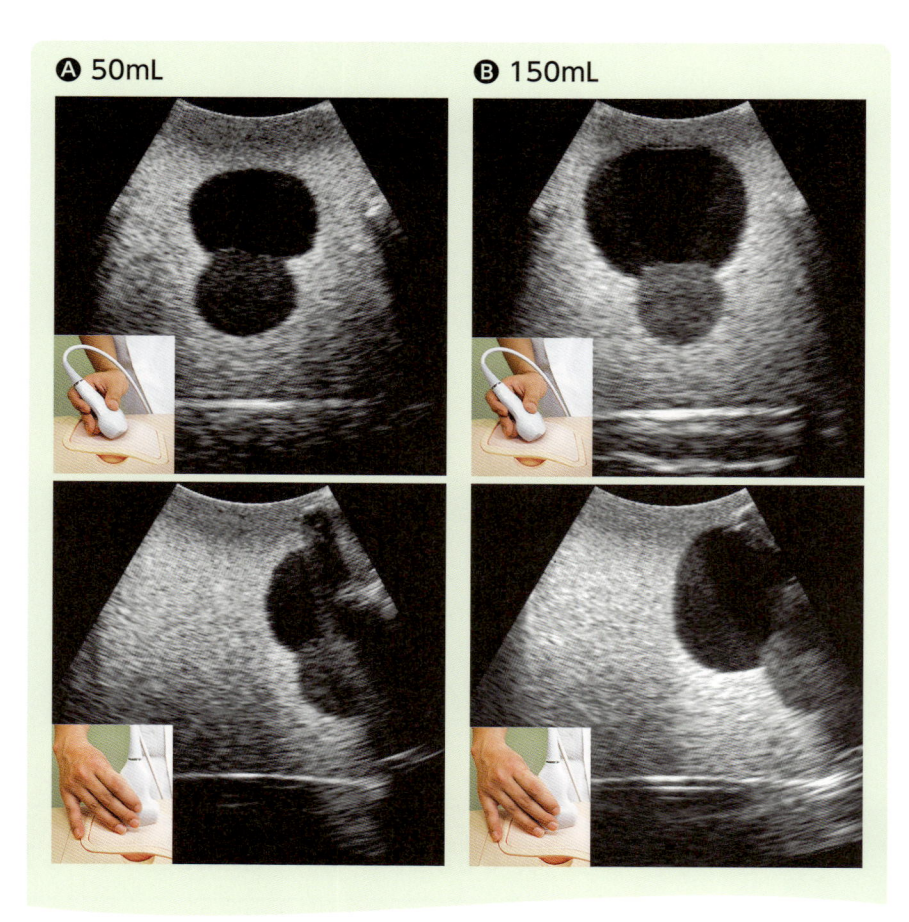

Ⓐ 50mL　　Ⓑ 150mL

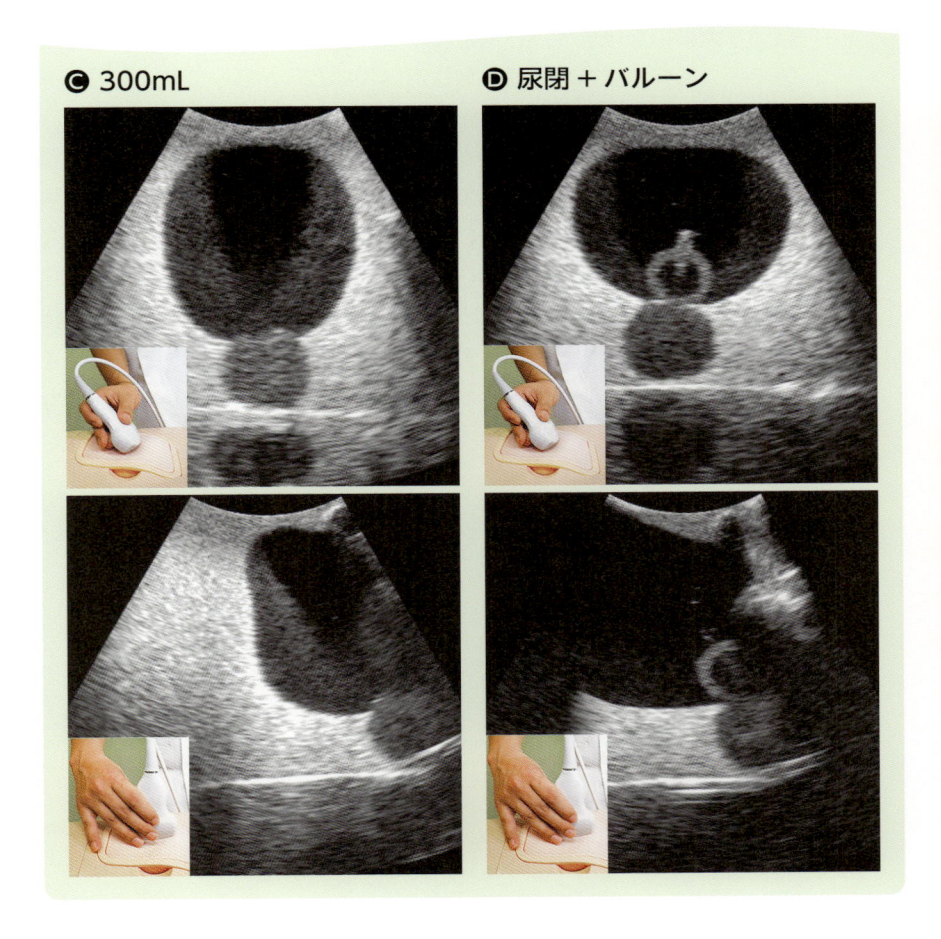

| 症例 ❷ | 体液管理は膀胱エコーから！　脱水の補液，いつまで？ |

❸ 300mL

❹ 尿閉＋バルーン

第4章 さあ、やってみましょう

> 【結果】
> ❹ or ❺ or ❻：脱水状態疑い．
> ❼（尿閉）はありませんでした．

　医学的には脱水状態の原因検索と，早期からの適切な補液が重要です．

　原因検索としては，飲水量不足・食事摂取量低下などの場合でも，その原因が大事になります．在宅療養中の高齢者の場合，原因頻度としては，感染症（肺炎，尿路感染症，急性胃腸炎など）が多いです．一方，熱中症の脱水と思ったら，脳卒中の中枢熱であることも稀にあります．

　全身状態が悪ければ，速やかに救急搬送など手段検討を含めて医療機関受診となる例です．しかし，**全身状態がそこまで悪くない場合は，翌日や休み明けの受診予定を立てることも少なくありません**（対応している時間帯が夜間や休日，医療機関から遠方，看護師と医師の対応の人間関係，現場の看護師の力量，家族との関係などが複雑に関係した上で，介護タクシーや家族の都合も考慮されます）．現代の西洋医学では，感染症であれば適切な早期の抗菌薬使用と，どんな場合でも**脱水状態改善など適切な体液管理が生命予後に深く関係**していることは救急医療の基本となっています．

症例❷　体液管理は膀胱エコーから！　脱水の補液，いつまで？

····3　症例②：解説

[キューブ毎の対応の差]

8時間半，自排尿がない状態でのキューブの大きさが，
- Ⓐ 50mL　強い脱水疑う．
- Ⓑ 150mL　中等度の脱水疑う．
- Ⓒ 300mL　軽度の脱水疑う．

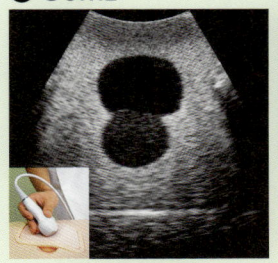

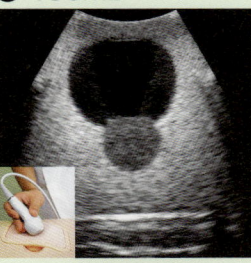

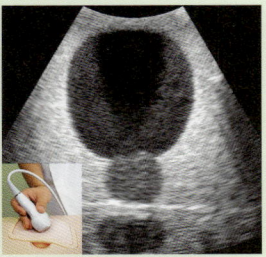

　バイタルサインやその他の要素も勘案して，医療機関受診を検討します．**脱水の重症度は，Ⓐ＞Ⓑ＞Ⓒですので，医師と連絡を適宜とりつつ，医療機関受診のタイミングを検討します．**

　一方で，脱水の治療も可能なら開始します．脱水による全身倦怠感などでも高齢者は自己飲水が十分にできなくなることは稀ではありません．生理食塩水や細胞外液500 mLパック（慢性心不全悪化のリスクが高い患者は250 mLパックも考慮）で補液を開始します．具体的対応方法は，各施設毎にルールを決めて実施してください．

第4章　さあ，やってみましょう

［脱水の治療］
自排尿の確認＝脱水改善，と判断することが一般的です．エコーは尿意がない患者，自排尿前の状態において，膀胱の拡大を確認できます．そのため，より早期かつ的確に補液の反応を評価することができます．

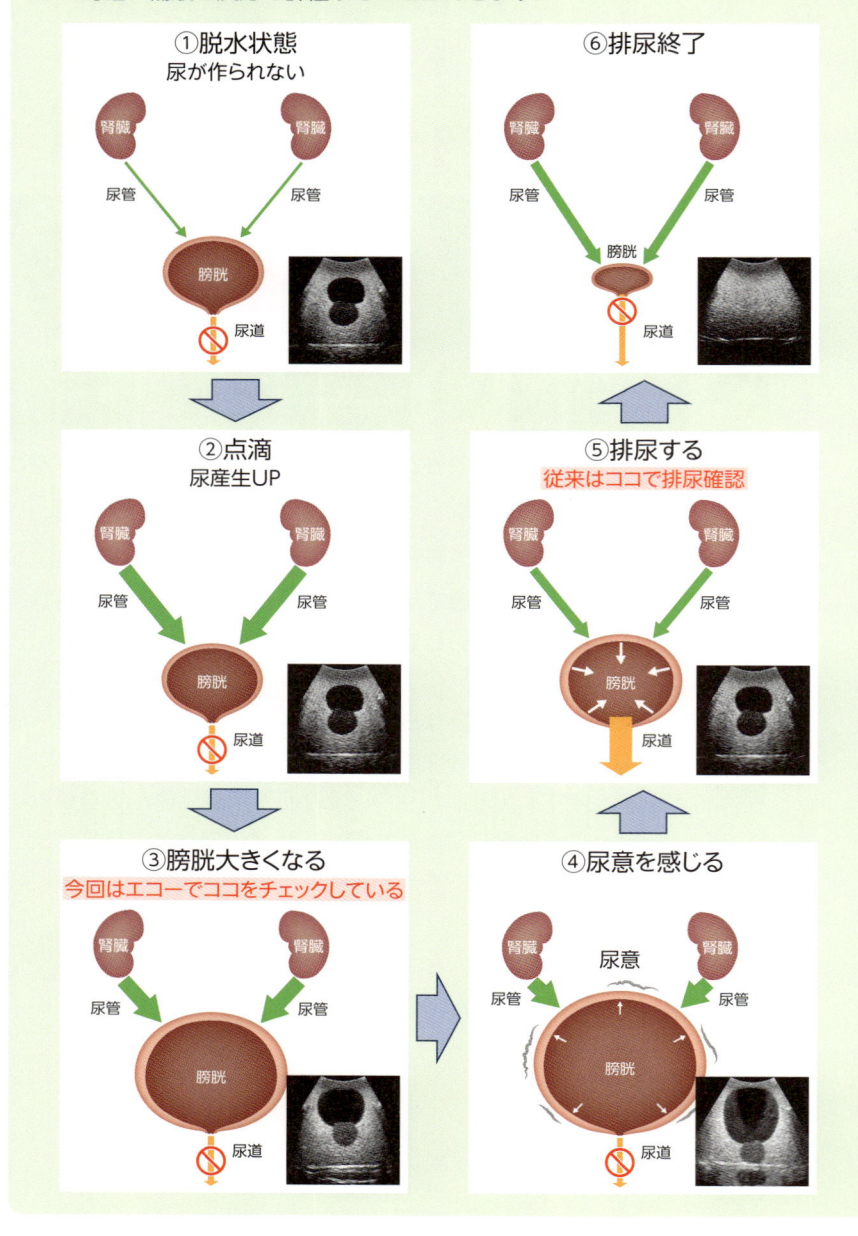

①脱水状態
尿が作られない

②点滴
尿産生UP

③膀胱大きくなる
今回はエコーでココをチェックしている

④尿意を感じる

⑤排尿する
従来はココで排尿確認

⑥排尿終了

症例❷　体液管理は膀胱エコーから！　脱水の補液，いつまで？

【具体的な対応例】
①キューブ❹の時

　強い脱水が疑われます．速やかに医師に連絡あるいは医療機関受診を検討します．同時に，末梢静脈ルートを確保して補液を開始します．しばらくして，膀胱の大きさが明らかに大きくなれば（キューブ❺），脱水は改善傾向と判断し，点滴速度はキープします．膀胱の大きさが変わらなければ，救急搬送も考慮する状態です．医師に連絡のもと，心不全増悪やバイタルサインなど全身状態悪化がなければ，再度点滴を考慮します．

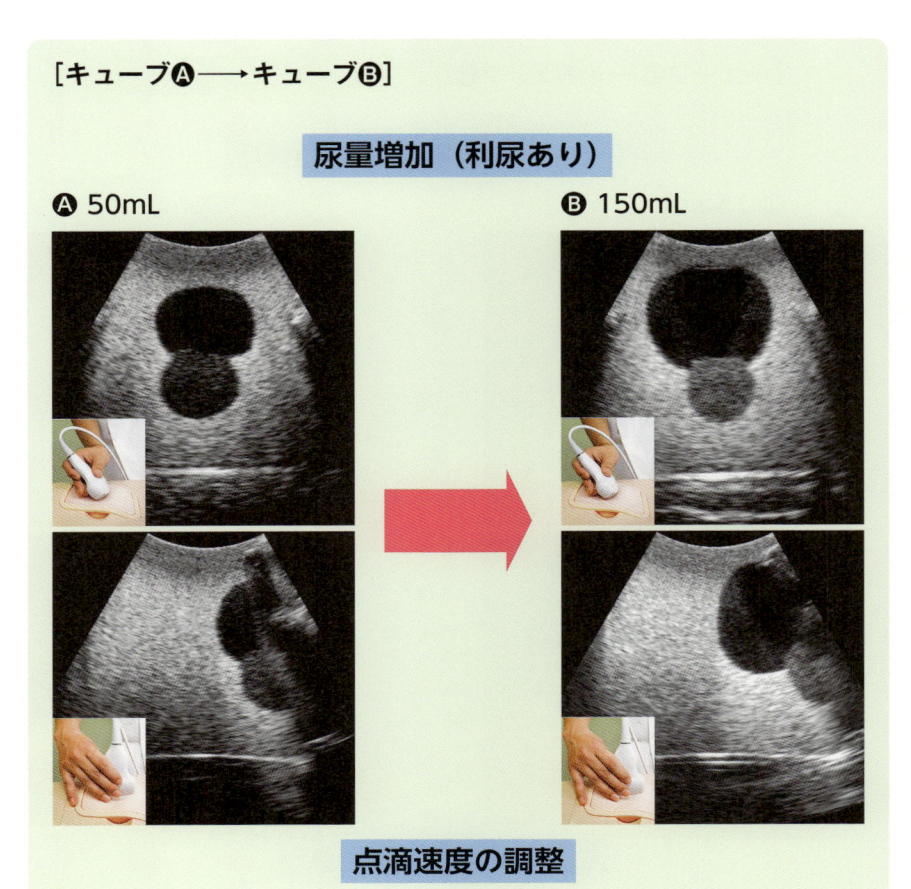

[キューブ❹ ─→ キューブ❺]

尿量増加（利尿あり）

❹ 50mL　　　　　　　　　　　　　❺ 150mL

点滴速度の調整

②キューブⒷの時

中等度の脱水が疑われます．速やかに医師に連絡，あるいは医療機関受診を検討します．同時に，末梢静脈ルートを確保して補液を開始します．しばらくして，膀胱の大きさが明らかに大きくなれば（キューブⒸ），脱水は改善傾向と判断し，点滴速度はキープします．膀胱の大きさが変わらなければ，心不全増悪やバイタルサインなど全身状態悪化がなければ，再度点滴を考慮します．

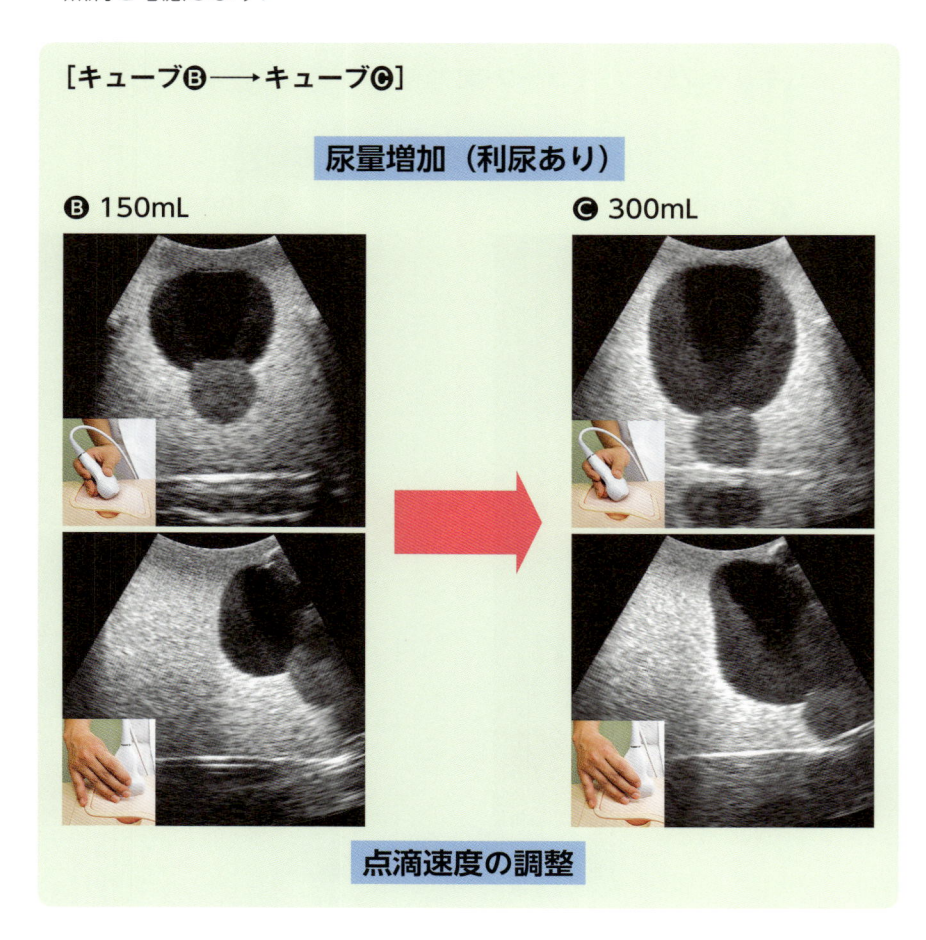

[キューブⒷ⟶キューブⒸ]

尿量増加（利尿あり）

Ⓑ 150mL　　Ⓒ 300mL

点滴速度の調整

| 症例 ❷ | 体液管理は膀胱エコーから！　脱水の補液，いつまで？ |

③キューブ❸の時

軽度の脱水が疑われます．全身状態が悪くなければ，急いで医療機関受診ではなく，介護タクシーや家族とも相談して，受診日を検討します．まずは，飲水を進めて可能な時，または慢性心不全や慢性腎臓病が基礎疾患にあり，補液による心不全増悪が懸念されるときは，静脈ルート確保の補液よりも皮下点滴（皮下より徐々に吸収されるため，心不全になりにくいとされています）なども考慮します．また，急速な補液は前立腺肥大症がある患者の場合，尿閉のリスクもあります．改善がない時は，医師に相談します．

[キューブ❸]

尿量増加（利尿あり）

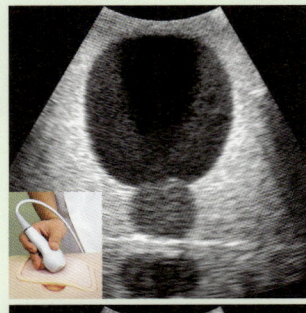

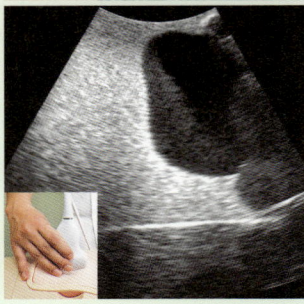

❸ 300mL

膀胱の拡大よりも自排尿を誘導する．

心不全増悪，尿閉に注意しながらゆっくり補液する．

点滴速度の調整

第4章 さあ，やってみましょう

症例❷ 体液管理は膀胱エコーから！ 脱水の補液，いつまで？
まとめ

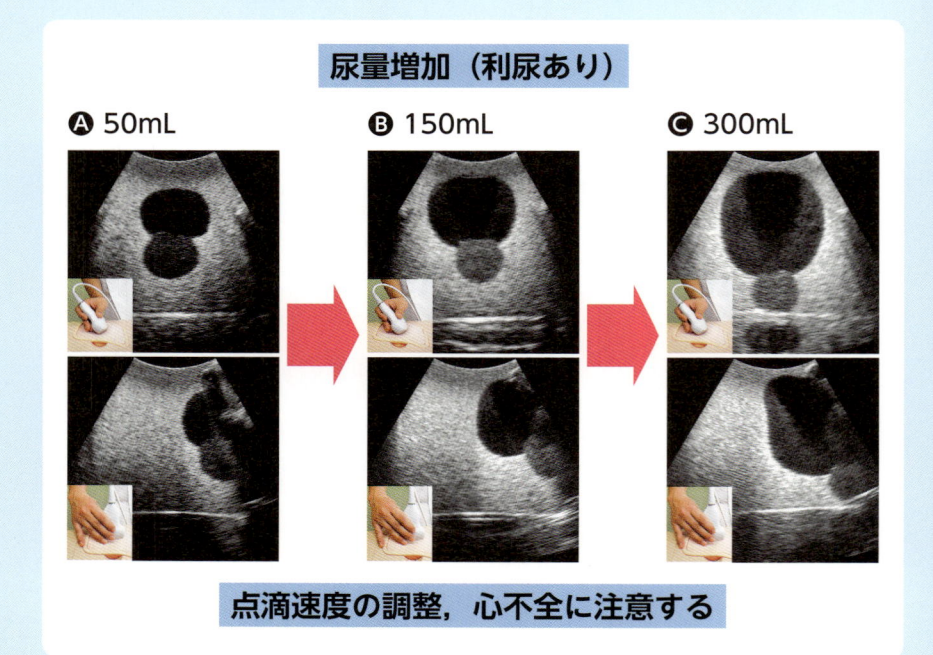

尿量増加（利尿あり）

❶ 50mL　　❷ 150mL　　❸ 300mL

点滴速度の調整，心不全に注意する

症例❷　体液管理は膀胱エコーから！　脱水の補液，いつまで？

　脱水に対する補液を実施している際，**膀胱内の液体が増加（＝尿の反応ある）していれば大きな脱水は改善と判断できます**．どの状況で，どの種類の輸液をどの程度の速度で実施するかに関しては，施設毎で関係者の話合いのもと決めてください．

　尿量確認のために，膀胱バルーンを留置し精密に尿量を測れるメリットと，患者の不快というデメリットを考える必要があります．膀胱バルーンを「留置するか？　しないか？」ではなく，その間の「膀胱エコーで確認すれば十分」という臨床場面は多いと思います．これは，**簡便に反復実施できるポケットエコーだからこそできる「経過観察（変化）を見る」技**であり，**検査室のエコーでは困難**です．

　一方，脳卒中後の神経因性膀胱で弛緩性膀胱状態の患者など，膀胱容量が増加しても，そこから尿意を感じ，自排尿にまで至るにはタイムラグがあります．心不全徴候がないこと，および自排尿の確認のために，看護師が1人現場に付きっきりになることもあります．

　補液の反応と補液量の目処が早く適切にできれば，**看護師の業務効率改善にも繋がります**．実際の現場では，医師との密な連携（医師に全ての判断を任せきることではなく，看護師が自分の判断で適切な現場アセスメントができるようになること）のもとの「**適切なタイミングでの医療機関受診**」・「**適切な補液**」・「**看護業務の効率化**」が目的です．

第❹章 さあ，やってみましょう

まとめ フローチャート

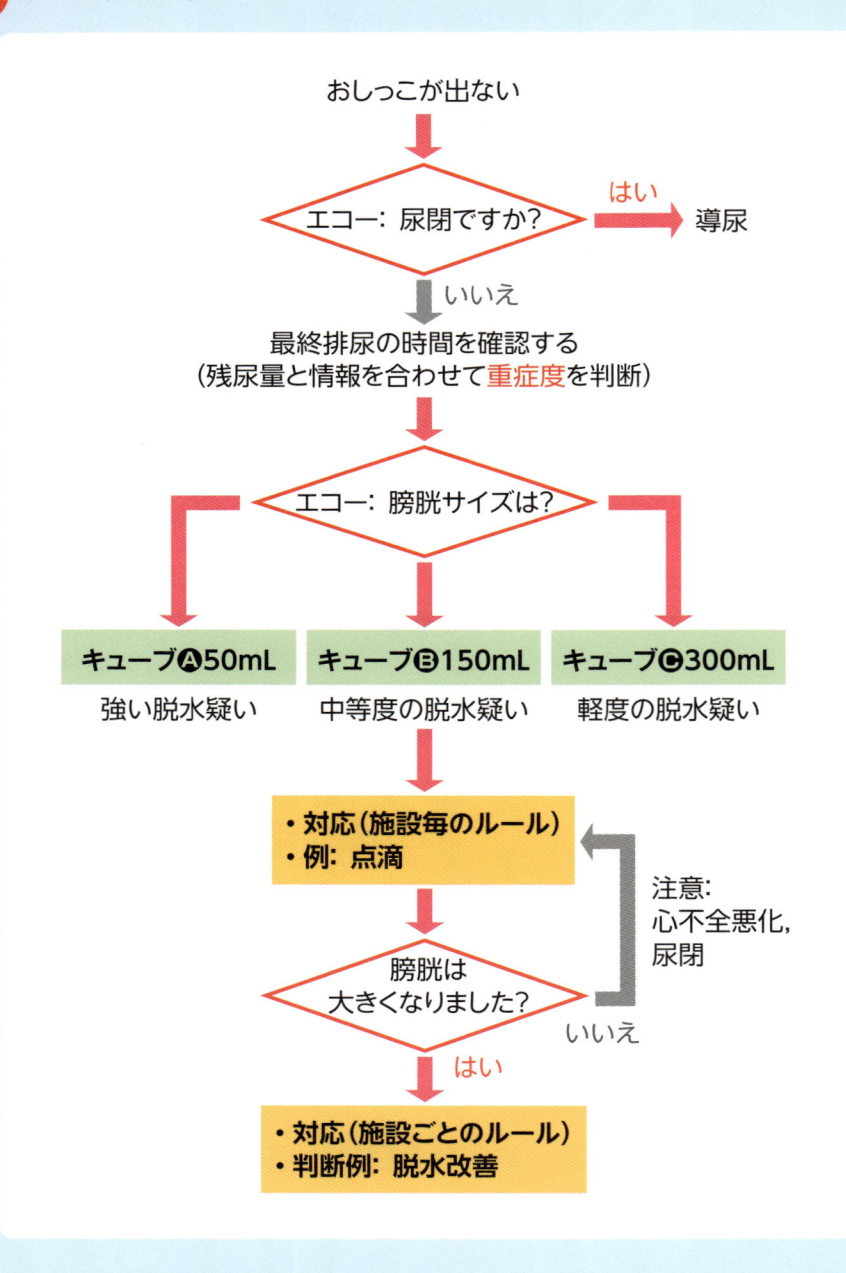

```
おしっこが出ない
      ↓
エコー：尿閉ですか？ ──はい──→ 導尿
      ↓いいえ
最終排尿の時間を確認する
（残尿量と情報を合わせて重症度を判断）
      ↓
エコー：膀胱サイズは？
   ↙    ↓    ↘
キューブⒶ50mL  キューブⒷ150mL  キューブⒸ300mL
強い脱水疑い  中等度の脱水疑い  軽度の脱水疑い
              ↓
      ・対応（施設毎のルール）  ←──┐
      ・例：点滴                    │
              ↓                    │注意：
      膀胱は大きくなりましたか？──いいえ┘ 心不全悪化，尿閉
              ↓はい
      ・対応（施設ごとのルール）
      ・判断例：脱水改善
```

症例❷　体液管理は膀胱エコーから！　脱水の補液，いつまで？

　参考までに，ある施設での対応例（約束事）を以下に提示します．大事なことは，各施設で関係者（医師，外来看護師，訪問看護師，ケアマネージャーなど）の合意がとれていることです．

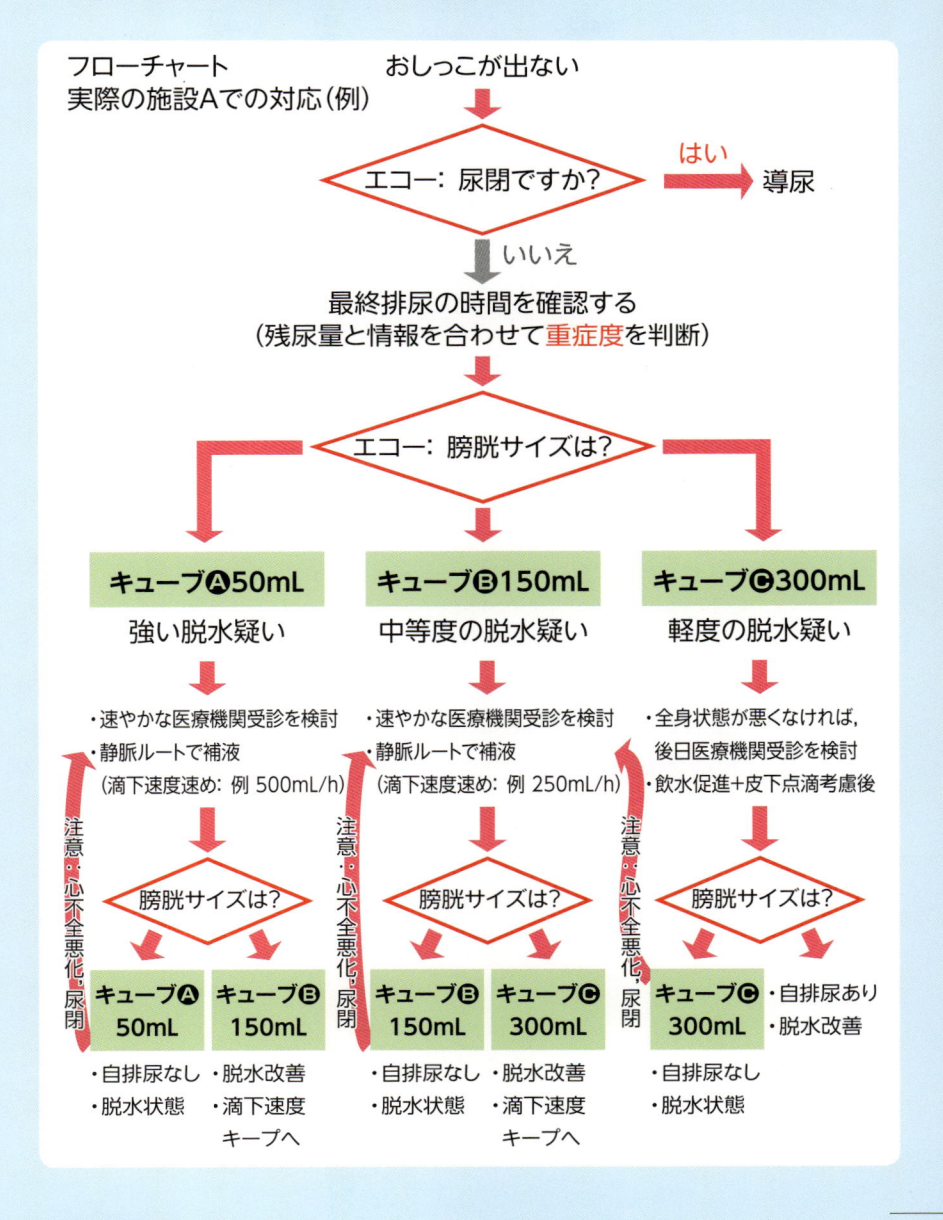

```
フローチャート
実際の施設Aでの対応（例）
```

おしっこが出ない
↓
エコー：尿閉ですか？ ──はい──→ 導尿
↓ いいえ
最終排尿の時間を確認する
（残尿量と情報を合わせて**重症度**を判断）
↓
エコー：膀胱サイズは？

- キューブⒶ 50mL　**強い脱水疑い**
  - ・速やかな医療機関受診を検討
  - ・静脈ルートで補液（滴下速度速め：例 500mL/h）
  - → 膀胱サイズは？
    - キューブⒶ 50mL：自排尿なし／脱水状態
    - キューブⒷ 150mL：脱水改善／滴下速度キープへ
  - 注意：心不全悪化，尿閉

- キューブⒷ 150mL　**中等度の脱水疑い**
  - ・速やかな医療機関受診を検討
  - ・静脈ルートで補液（滴下速度速め：例 250mL/h）
  - → 膀胱サイズは？
    - キューブⒷ 150mL：自排尿なし／脱水状態
    - キューブⒸ 300mL：脱水改善／滴下速度キープへ
  - 注意：心不全悪化，尿閉

- キューブⒸ 300mL　**軽度の脱水疑い**
  - ・全身状態が悪くなければ，後日医療機関受診を検討
  - ・飲水促進＋皮下点滴考慮後
  - → 膀胱サイズは？
    - キューブⒸ 300mL：自排尿なし／脱水状態
    - キューブⒸ 300mL：自排尿あり／脱水改善
  - 注意：心不全悪化，尿閉

第4章 さあ、やってみましょう

① ポケットエコーを外来で使ってみて

看護師のコメント

　私がエコーに出会ったのは、およそ2年前です．それまでは、エコーはドクターや技師さんが行うものでした．

　ある日、ドクターに、がん患者さんのお腹に溜まっている腹水を「エコーで見てください」と突然言われました．最初は、なぜ私が見るのかわかりませんでしたが、言われた通りに、腹腔穿刺の準備の時に見てみることにしました．初めてのエコーで緊張している私に「溜まっているでしょ？」と患者さんが言いました．正直、ハッとしました．いつもドクターのエコーを見ているのにも関わらず、いざ自分で当ててみると判断できなかったことに気が付きました．

　その時から、自分でエコーを当てて患者さんの状態を理解したい、それを元にアセスメントしたい、そして良い看護をしたいという気持ちになりました．まだまだ私が見られるところは限られていますが、徐々にエコーと看護が繋がってきていると実感しています．

　今は、点滴や飲水の調整や排尿の訴えがある患者さんにエコーを利用しています．例えば、熱中症などの点滴が必要な患者さんの膀胱や、尿道バルーンを入れる前に膀胱の尿を確認しています．そして、腹水も見せていただいています．

　看護師がエコーを使うことには、気持ちの上でも色々な抵抗があるかもしれません．ただ、患者さんやその家族は看護師がエコーを使うことを快く受け入れてくださってくれます．なかなか一歩が踏み出せないと思いますが、ぜひ皆さんもエコーを使って、患者さんのためになる良い看護に繋げていただきたいと思います．

② 医師との適切な連携

看護師のコメント

　脱水の時に，在宅の現場でどこまで対応するかはとても悩みます．バイタルサインが不安定だったり，重症感がある場合は，すみやかに医療機関受診となります．しかし，患者さん自身にとっても，患者さん家族にとっても，受診は身体的にも精神的にも大変なことです．その場で適切に対応できれば，それに越したことはありません．一方で，看護師が訪問から帰った後に，やはり状態が悪化して救急搬送となることもあります．この間でいつも葛藤があります．そして，悩んだ時は，医師や医療機関の看護師に電話で相談していますが，現場での状況を十分に伝えきれているか？　私の判断と報告は適切だろうか？　と不安になることも少なくありません．エコーで膀胱を評価することで，現場の情報が１つ増えました．これは喜ばしいことです．点滴をするにしても，何を，どの速さで，治療効果の判定方法は？　などの不安の中，そばで見ています．エコーを使うようになって，これらの判断に助かっています．しかし，エコーの情報を適切に私が解釈し，伝えられるかという課題も１つ増えました．**エコー画像を遠隔で医師に確認していただくことも一手ですが，その手間もかかります（最近は，エコー画像をメールで送れるので楽になりました）．**とはいっても，現場で判断できることが増えることで，みんなの業務が改善・発展していくことは，これからの医療・介護の私達の働き方を考える上で，望ましいものと思います．訪問看護の時は，血圧計やSpO_2モニターに加えて，看護師も現場で使う道具の１つとしてのエコーが増えただけです．便利なものは，どんどん現場で使っていけばよいのです．その判断の基準，医師への連絡の基準，医療機関受診の基準を事前に相談し決めておくことが，みんなで地域を支えていくためにも，患者さんが安心するためにも，現場の医療スタッフが安心して活動するためにも大事なことだと思っています．

患者の動線を意識した膀胱エコーの活用方法

脱水状態の患者さんから,「いつまで点滴しますか？」と質問される状況は在宅医療だけではありません．入院患者，外来患者，小児から高齢者でも同様です．そして，その返答は,「おしっこが出たら終了です」が多いでしょう．

脱水の評価は，エコー以外にも，採血によるヘマトクリット値（Ht）や，尿素窒素（BUN）やクレアチニン（Cre）などで評価の援助になります．しかし，医療機関外で採血の実施，そして検体処理検査は現状では決して簡単ではありません（近い将来，その場で検体検査が即実施できるようになるでしょうが）．エコーは，その場で非侵襲的に安全かつ容易に実施可能です．

エコーを使用することで,「自排尿の確認」ではなく,「膀胱が大きくなったこと」を指標にすることが可能であり，判断が適切かつ速くなる．これは，医学的な診断という意味よりも，現場の患者の動線がスムーズになること，そして医療スタッフの労力の総和が軽減する，患者満足度の改善といった「現場の判断」に価値があります．また，尿検査のための自排尿待ち，という状況にも好影響です．飲水を促す，排尿時間の目安がつくなど，現場の業務に有益な情報となります．

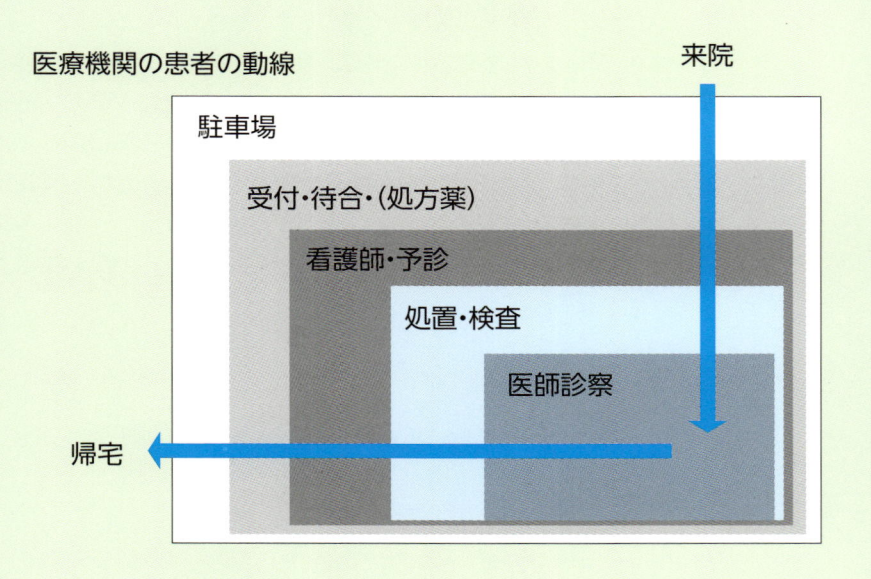

医療機関の患者の動線

- 駐車場
- 受付・待合・（処方薬）
- 看護師・予診
- 処置・検査
- 医師診察

来院 → 帰宅

以下に，医療機関の外来患者動線の模式図を示します．「家に帰るまでが遠足」と同じように，自宅から出発して自宅に帰るまでが，患者さんにとっては受診になります．駐車場の問題も大きいでしょう．特にファミリーカーを運転してくる方が多い場合，駐車しやすさなどの理由から，駐車場で動線の流れが規定されると言っても過言ではありません．受付も重要です．医師の診察が速くても受付や，処方薬（院内処方の場合）のスピード次第で，患者の帰宅時間は影響します．スタッフ全員が，全体の最適化を目指して業務にあたる必要があるのです．

　さて，患者さんはどの場所で点滴していますか？　殆どの場合，処置室でしょう．だれがこのエコーを実施するのでしょうか？　そうです，殆どの場合医師ではなく看護師になります（施設状況によって異なるでしょう）．

　小児科外来では，この方法は特に有用でしょう．それは，小児はエコーが非常に見やすいことがあります．その使用方法としても，「点滴はしていなくても水分をとって排尿あったら帰宅の判断」，「尿検査のための自排尿時期を推定」，「導尿による採尿前の膀胱内尿量確認（症例①参照）」など，多岐にわたります．

　一方，末期で看取り対応の患者さんの場合，中途半端に点滴することが逆に苦痛を増やす可能性もあり，適切に補液しないという選択肢にも寄与できる可能性があります．

　どんな場合でも，事前の脱水時の対応方法が関係者間で議論されていることが望ましいことを強調しておきます．

症例③

おしっこが出なくなってきた？　下肢のむくみもあり．症例②の患者さんの続きです．

主訴：おしっこが出なくなってきた．下肢のむくみ．夜間の咳．
脱水の原因は，頻尿によるトイレへの頻回移動が大変であったため，飲水量を制限していたことでした．その後，膀胱バルーンが取れた状態となった患者さん（80歳男性：要介護4．脳梗塞後の右半身不全麻痺，慢性心不全，慢性腎臓病，前立腺肥大症）は，訪問リハビリも開始し，車いすへの移動と座位保持も頑張っていました．2週間後，訪問リハビリ担当者より，「最近足がむくんできているようだ．家族が言うには，夜間に少し咳もしている様子」と連絡が入り，訪問看護師が訪問することになりました．

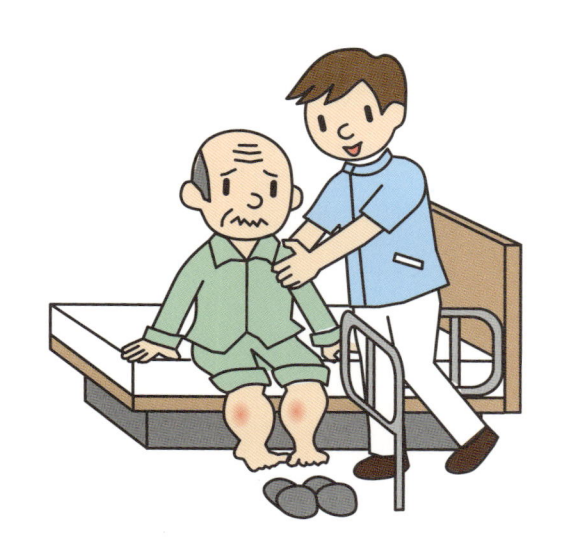

症例③ おしっこが出なくなってきた？ 下肢のむくみもあり．

質問① 追加で聞きたいことはありますか？

回答① 体重は？ ⟶ 1カ月前は50kgでしたが，3日前は52kgでした．

質問② 心不全の症状は他にありますか？

回答② 診察上，胸部に軽度喘鳴あり．バイタルサイン：体温36.0度（発熱なし），血圧160/94mmHg（平時146/80程度，やや上昇），脈拍数106回/分，酸素飽和度SpO_2 95%（平時97%），下肢浮腫あり・圧痛なし．

質問③ どのように対応しますか？

回答③ 医療機関受診？，医師に電話？，内服薬調整？，利尿薬注射？

1 症例①の要領で膀胱エコーを実施しました

主に使用するキューブ：Ⓐ 50mL と Ⓑ 150mL，Ⓒ 300mL．
手順は2章のP.24〜29を参照．

2 エコー実施の結果

質問 どのキューブでしたでしょうか？

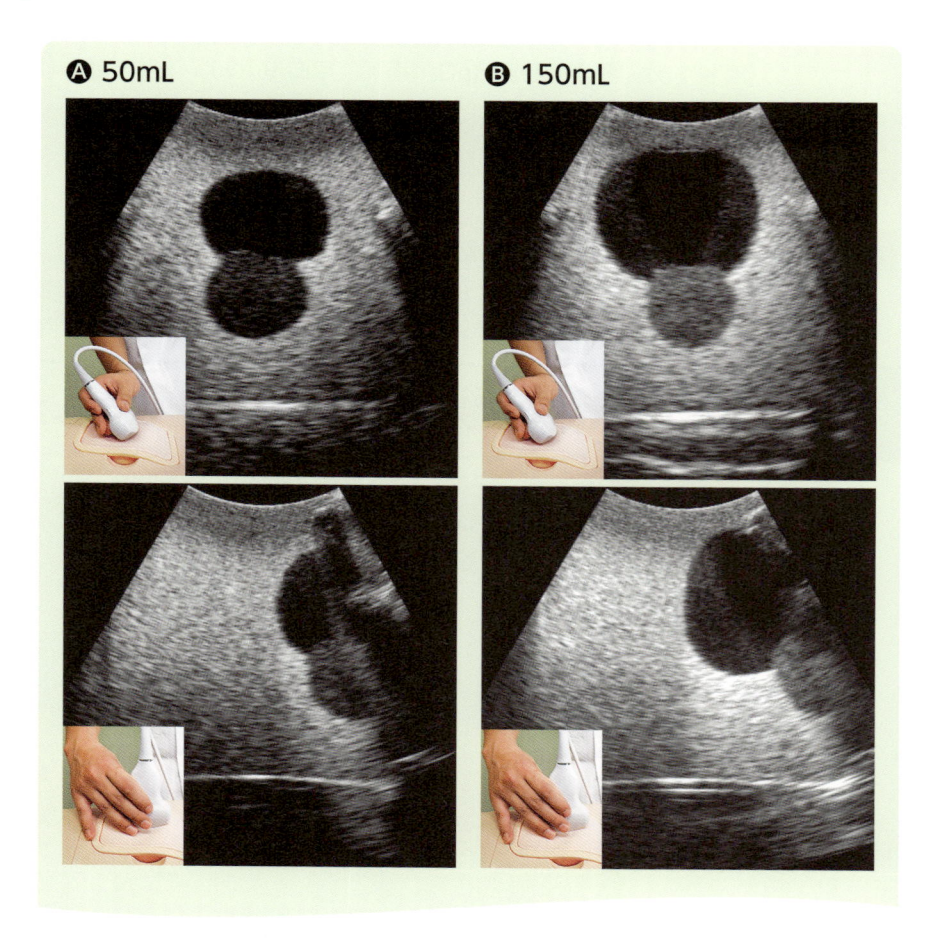

Ⓐ 50mL　　　Ⓑ 150mL

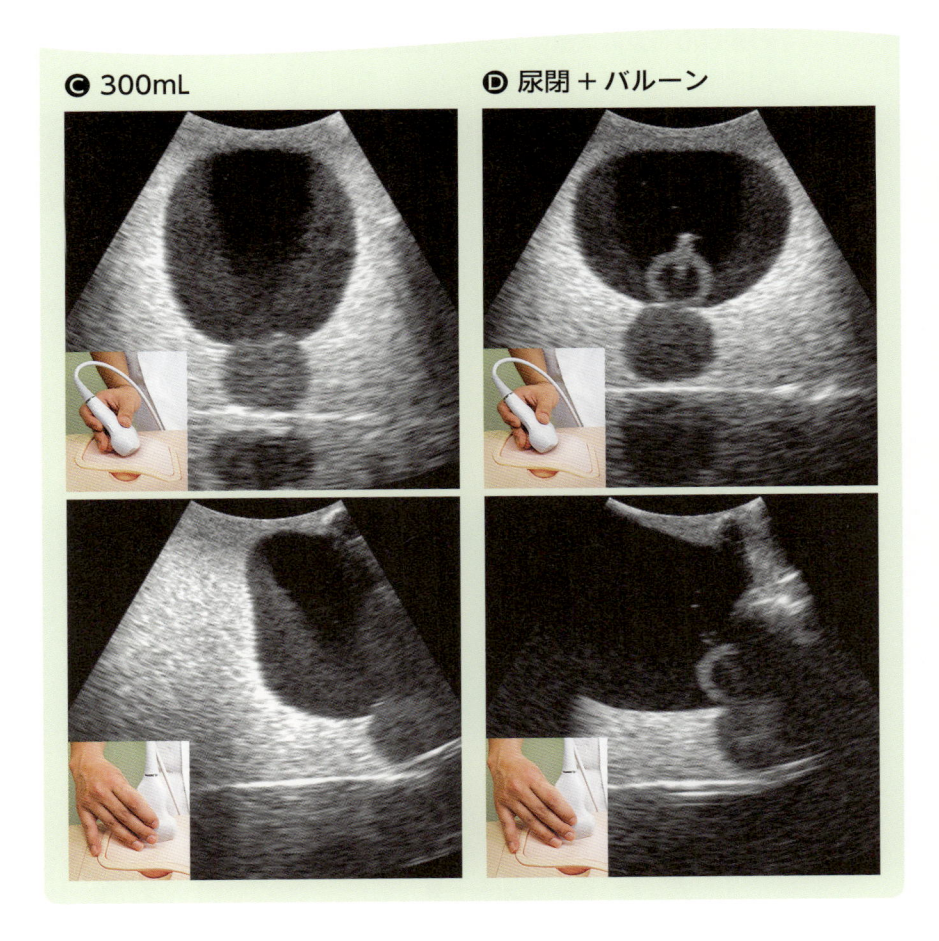

| 症例 ❸ | おしっこが出なくなってきた？　下肢のむくみもあり．|

❻ 300mL

❼ 尿閉＋バルーン

> 【結果】
> ❶ or ❷：尿量減少傾向
> ❸：尿量はそれなりに保たれている．
> ❹（尿閉）はありませんでした．

　医学的には，体重増加，下肢の浮腫，血圧上昇，脈拍数増加，SpO_2 低下と**慢性心不全の増悪によるうっ血性心不全を強く疑う状態**です．**増悪の原因検索**と，**早期からの適切な治療が重要**です．

　心不全増悪の原因には，水分の過剰摂取，新規の虚血性心疾患（例：心筋梗塞），腎機能低下（例：痛み止めなどの薬剤性）などがあります．今回は，前回（症例②）で実施していた飲水制限をやめて，水分を摂り過ぎたことが主な原因と考えられました．

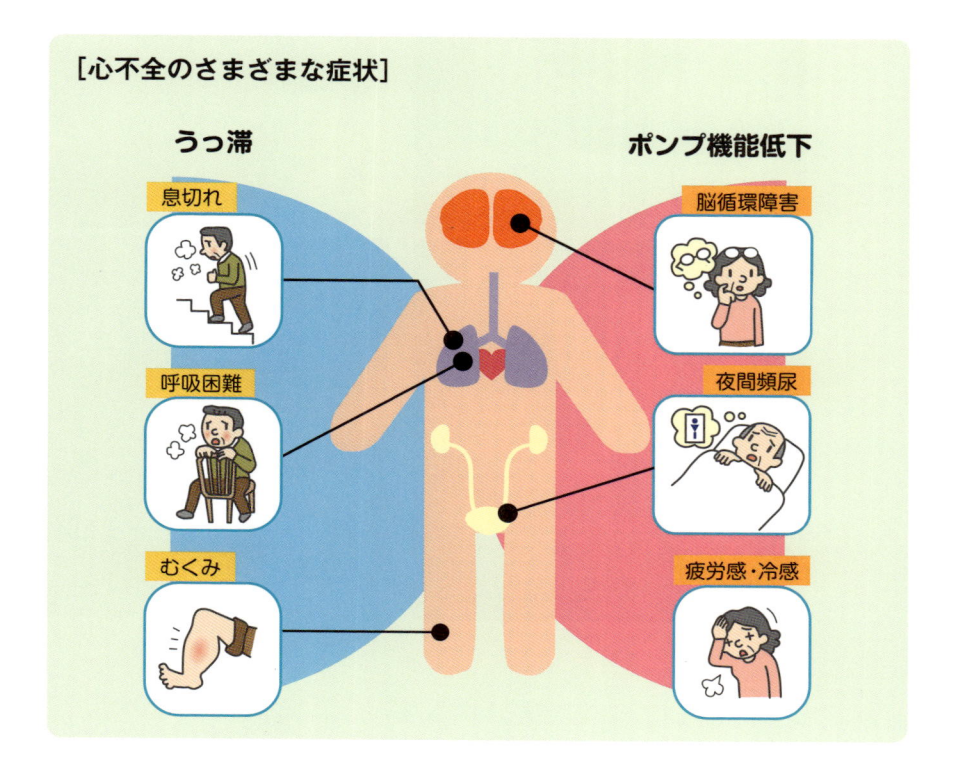

[心不全のさまざまな症状]

うっ滞
- 息切れ
- 呼吸困難
- むくみ

ポンプ機能低下
- 脳循環障害
- 夜間頻尿
- 疲労感・冷感

症例③　おしっこが出なくなってきた？　下肢のむくみもあり．

3　症例③：解説

[キューブ毎の対応の違い]

6時間，自排尿がない状態でのキューブの大きさが，

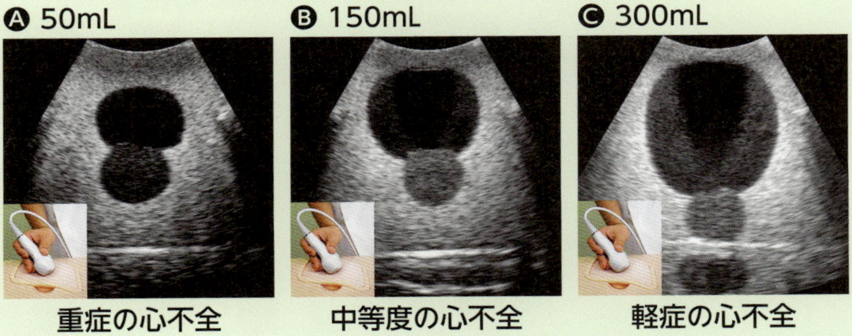

Ⓐ 50mL　　Ⓑ 150mL　　Ⓒ 300mL

重症の心不全　　中等度の心不全　　軽症の心不全

　バイタルサインやその他の要素も勘案して，医療機関受診を検討します．重症度は，Ⓐ＞Ⓑ＞Ⓒですので，医師と連絡を適宜とりつつ，医療機関受診のタイミングと治療方法を検討します（各施設でルール作成が望ましい）．

【うっ血性心不全の治療方針】

　原因が飲水量増加であれば，軽度の飲水制限と利尿薬による肺水腫の治療が基本となります．利尿薬を投与 or 増量し，自排尿が確認＝利尿薬の反応あり（改善の見込みあり），と判断することができます．エコーは尿意がない患者，自排尿前の状態において，膀胱の拡大を確認できます．そのため，より早期かつ的確に補液の反応を評価することができます．

第❹章　さあ，やってみましょう

[うっ血性心不全の治療]

① 脱水状態
尿が作られない

② 利尿薬投与
尿産生UP

③ 膀胱大きくなる
今回はエコーでココをチェックしている

④ 尿意を感じる

⑤ 排尿する
従来はココで排尿確認

⑥ 排尿終了
肺水腫改善

| 症例❸ | おしっこが出なくなってきた？　下肢のむくみもあり． |

【具体的な対応例】

　今回は意識状態は悪くなく，経口摂取も可能な状態であったため，相談のために医師に電話をしました．たまたま，訪問診療中で近くにいた医師が，移動の合間にこの患者さんの家に往診することになりました．

①キューブⒶの時

　心不全の程度が強く，腎血流が大きく低下しているため，腎臓で尿産生ができていない状態が疑われます．心不全としても，より重症が想定され

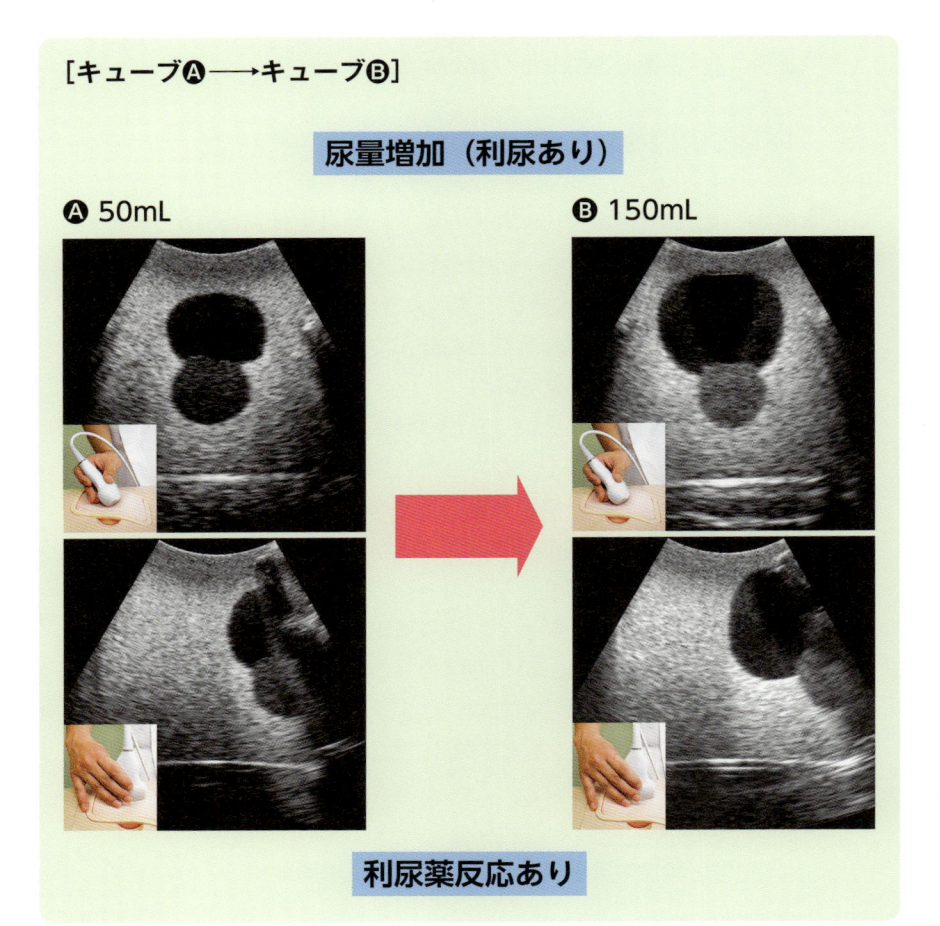

[キューブⒶ ──→ キューブⒷ]

尿量増加（利尿あり）

Ⓐ 50mL　　　　　　　　　　Ⓑ 150mL

利尿薬反応あり

ます．医師と相談した結果，入院治療が無難であることを家族とも説明し，医療機関受診となりました．入院後，膀胱バルーンなしでリハビリを頑張っている患者さんですので，膀胱バルーン挿入せずに治療していくことになりました．利尿薬を静脈注射しました．30分後，膀胱が明らかに大きくなったことがエコーで確認されました．

②キューブ❸の時

中等度の心不全が疑われます．全身状態もそこまで悪くないため，自宅治療可能かを評価することになりました．

医師：「携帯型心電図を取りましょう．」

（看護師が12誘導心電図を実施しました）

医師：「以前に比べて，明らかな変化はありませんね．」
　　　「心臓も少しエコーで評価しましょう．両側性の胸水少量と，心臓は拡張末期径が大きいです．大きな動きの問題はないです．」
　　　「痛み止めや風邪薬なども飲んでいませんよね？」
患者家族：「飲んでいません．」
医師：「息が切れるくらいリハビリ頑張っていましたか？」
患者家族：「そこまでではなかったと思います．」
医師：「今回は，水分摂取過剰による可能性が高いですね．」
　　　「念のため，採血していきましょう．末血と生化学とNT-proBNP（うっ血性心不全のマーカー）のスピッツでお願いします．」
看護師：「医療機関に戻ってから検査出します．」
医師：「この患者さん，いつもはカリウムがむしろ高めですね・・・」
　　　「利尿薬を静脈注射お願いします．30分後にエコーで膀胱の大きさを確認してもらえますか？　私は，次の患者宅へ移動します．」
看護師：「わかりました．」

（入院の可能性や準備等も家族と相談している間に30分が経過しました）

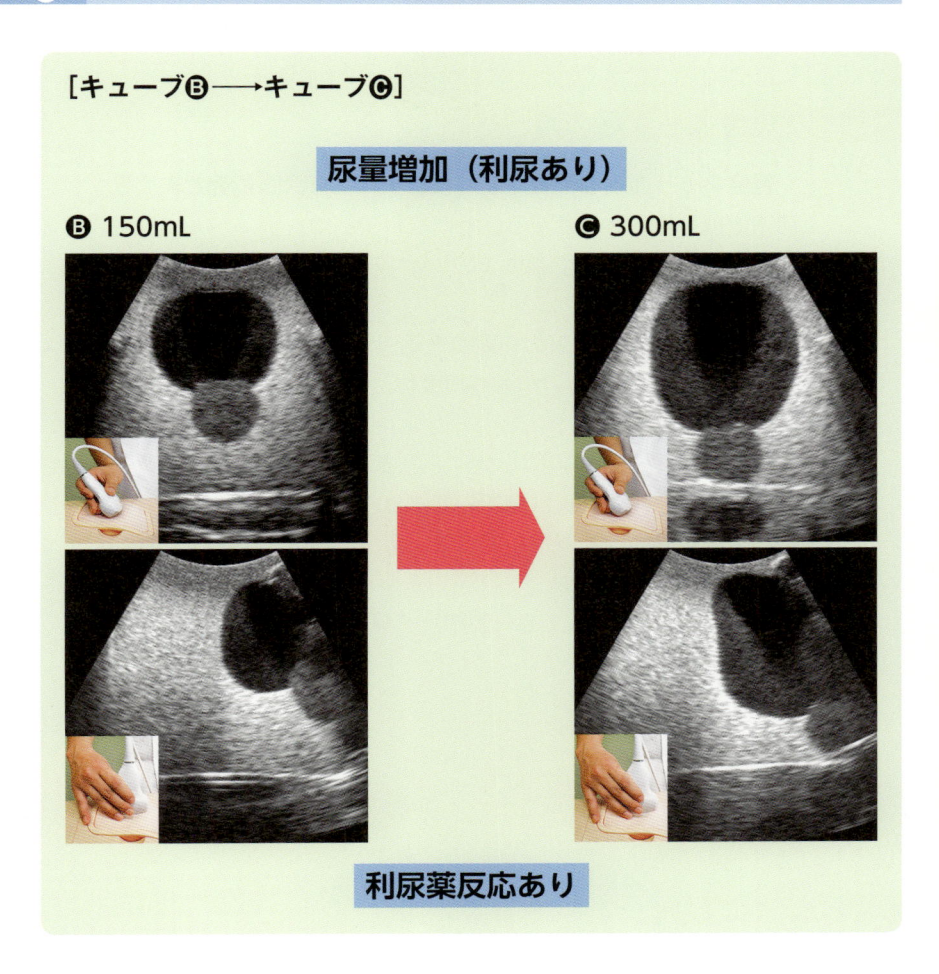

症例❸　おしっこが出なくなってきた？　下肢のむくみもあり．

[キューブⒷ ⟶ キューブⒸ]

尿量増加（利尿あり）

Ⓑ 150mL　　　　　　　　　　Ⓒ 300mL

利尿薬反応あり

👩 看護師：「膀胱をエコーで見てみますね．だいぶ増えましたね．医師に連絡します．」

（看護師が医師へ電話しました）

👨 医師：「わかりました．それでは，今日の夕方に採血結果も確認して，入院が必要か，自宅で加療可能かを相談しましょう．」

③キューブ❸の時

軽度のうっ血性心不全が疑われます．全身状態もそこまで悪くないため，自宅治療可能かを評価することになりました．
参照：上記②と同じ流れ

医師：「今回は，内服の利尿薬を明日朝から追加して，様子見ましょう．」
看護師：「飲水制限の指導も再度行っておきます」

（翌日朝，利尿薬を内服した．2日後，看護師が再度訪問看護で患者宅を訪問した．自排尿の量は増加しており，息も少し楽になってきていた．またバイタルサインも安定してきていた．）

看護師：「今日は，エコーで膀胱を見なくてもよさそうですね．」

症例❸ おしっこが出なくなってきた？　下肢のむくみもあり．

症例❸ おしっこが出なくなってきた？　下肢のむくみもあり．
まとめ

尿量増加（利尿あり）

Ⓐ 50mL　　Ⓑ 150mL　　Ⓒ 300mL

利尿薬の反応を確認できる

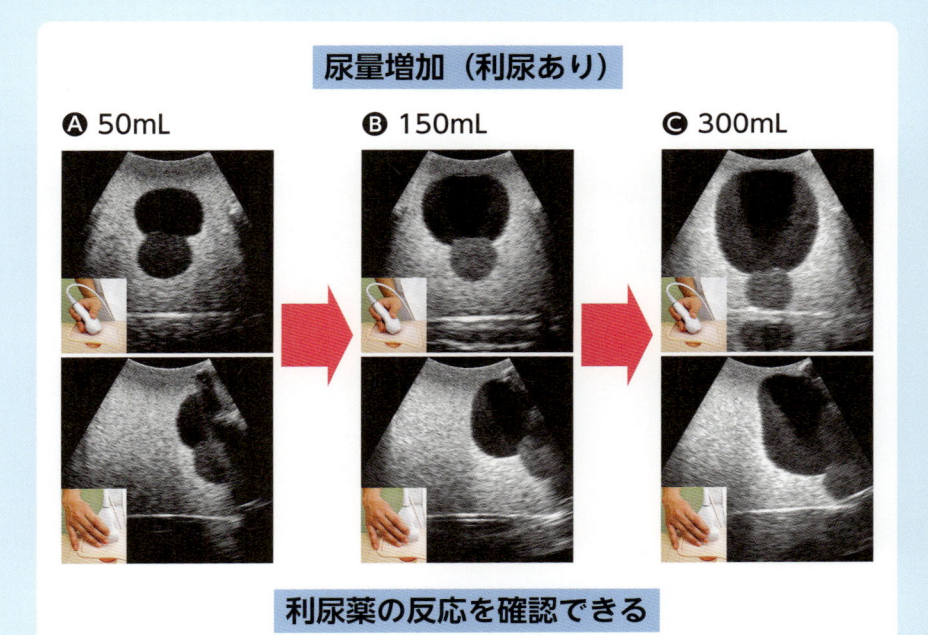

　うっ血性心不全では，腎臓に十分血液が行かなくなるため，腎臓で尿が十分につくられず，体液が貯留（肺水腫，胸水，下肢浮腫など）します．この状態が続きますと体液貯留が進行し，さらなる循環障害が進み心臓への負担が増加する負のスパイラルに至るため，適切な体液環境に戻すために利尿薬が投与されます．この時も利尿薬の反応を見るために，点滴による脱水治療の判断に用いた時と同じようにエコーをパッと当てるだけで効果判定を行うことができます．尿量が 300mL 程度溜まっている患者の場合，利尿薬投与による急激な尿量増加により尿閉をきたすことがあるので，要注意です（おしっこが出ない時は，症例①を参照にエコーで評価できます）．
　このように，膀胱のエコーは体内循環指標の評価として簡単に用いるこ

とができます．簡便に反復実施できるポケットエコーだからこそできる「経過観察（変化）を見る」技であり，検査室のエコーでは困難です．また，脱水管理（症例②）と同様に，尿量確認のために，膀胱バルーンを留置し精密に尿量を測れる医学的メリットと，患者の不快というデメリットを考える必要があります．膀胱バルーンを「留置するか？　しないか？」ではなく，その間の「膀胱エコーで確認すれば十分」という臨床場面は，心不全患者でも多いでしょう．

　現場でどこまで治療できるかは，施設ごとに関係者でルールを決める必要があります．心不全では，最近は患者さんの家でも，10分弱で結果がわかるような血液検査による迅速診断キット（NT-proBNP やトロポニンT など）も使用することが可能です．エコーを含めて，患者・患者家族・医療スタッフ等関係者みんなが，より助かるようなルール作りが大切になります．

症例 ③ おしっこが出なくなってきた？　下肢のむくみもあり．

まとめ　フローチャート

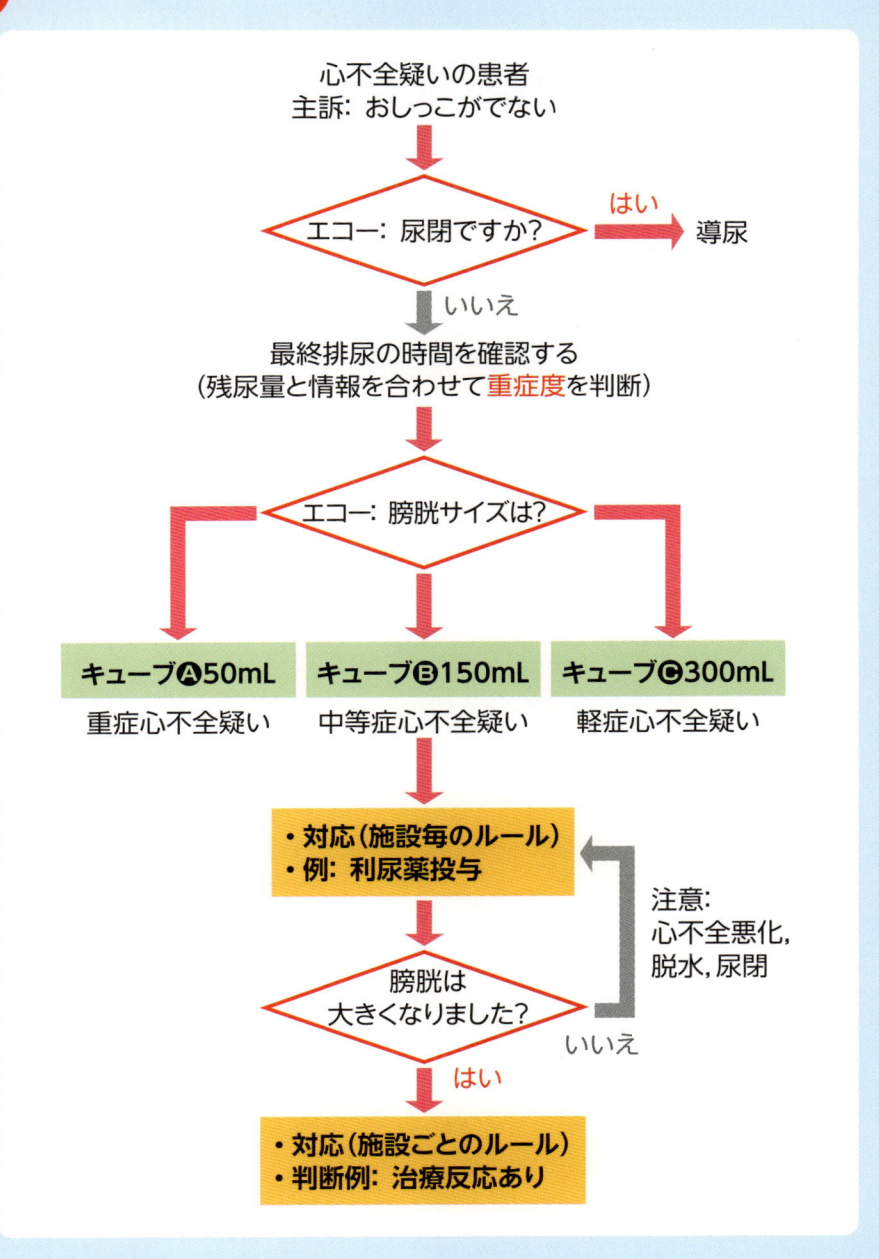

```
心不全疑いの患者
主訴: おしっこがでない
        │
        ▼
   エコー: 尿閉ですか？ ──はい──▶ 導尿
        │
       いいえ
        ▼
最終排尿の時間を確認する
(残尿量と情報を合わせて重症度を判断)
        │
        ▼
   エコー: 膀胱サイズは？
   ┌────┼────┐
   ▼    ▼    ▼
キューブⒶ50mL  キューブⒷ150mL  キューブⒸ300mL
重症心不全疑い  中等症心不全疑い  軽症心不全疑い
                │
                ▼
        ・対応(施設毎のルール)  ◀──┐
        ・例: 利尿薬投与           │
                │              注意:
                ▼              心不全悪化,
        膀胱は                 脱水, 尿閉
        大きくなりましたか？ ──いいえ──┘
                │
               はい
                ▼
        ・対応(施設ごとのルール)
        ・判断例: 治療反応あり
```

第4章 さあ，やってみましょう

　参考までに，ある仮想施設での対応例（約束事）を以下に提示します．利尿薬投与で尿閉になってしまった場合は，尿量が増加したという「治療反応あり」の判断になりますが，導尿などによる介入が必要です．利尿薬投与後の「おしっこが出ない」は「尿閉，または治療反応なし」の場合がありますので注意が必要です．エコーで確認してください．

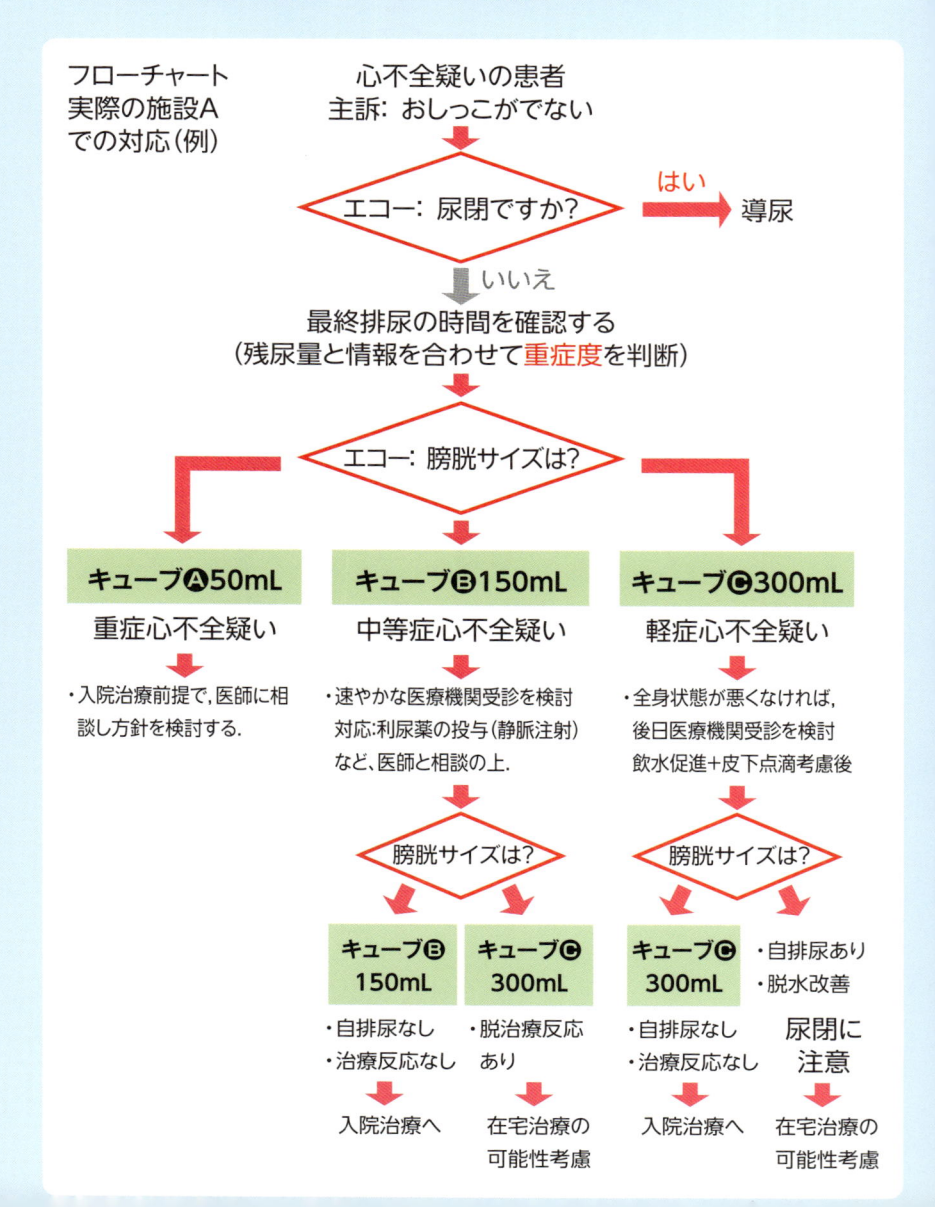

フローチャート 実際の施設Aでの対応（例）

心不全疑いの患者　主訴：おしっこがでない

↓

エコー：尿閉ですか？
- はい → 導尿
- いいえ ↓

最終排尿の時間を確認する
（残尿量と情報を合わせて**重症度**を判断）

↓

エコー：膀胱サイズは？

キューブⒶ 50mL — 重症心不全疑い
- 入院治療前提で，医師に相談し方針を検討する．

キューブⒷ 150mL — 中等症心不全疑い
- 速やかな医療機関受診を検討
- 対応：利尿薬の投与（静脈注射）など，医師と相談の上．

　↓ 膀胱サイズは？
- **キューブⒷ 150mL**
  - 自排尿なし
  - 治療反応なし
  → 入院治療へ
- **キューブⒸ 300mL**
  - 脱治療反応あり
  → 在宅治療の可能性考慮

キューブⒸ 300mL — 軽症心不全疑い
- 全身状態が悪くなければ，後日医療機関受診を検討
- 飲水促進＋皮下点滴考慮後

　↓ 膀胱サイズは？
- **キューブⒸ 300mL**
  - 自排尿なし
  - 治療反応なし
  → 入院治療へ
- 自排尿あり
- 脱水改善
  尿閉に注意
  → 在宅治療の可能性考慮

症例❸　おしっこが出なくなってきた？　下肢のむくみもあり．

① ポケットエコーを訪問看護で活用してみて

看護師のコメント

　誤嚥性肺炎で入院したA氏に肺エコーを施行し，肺炎像を確認してみました．しかし，画像の見方が未熟なため判断できなかったでの，**医師と一緒に確認しました．**

　脳梗塞後で片麻痺のあるB氏は普段から尿回数が1日2回と少なかったので，膀胱エコーを施行してみた結果，膀胱内に尿の貯留が少ない事が確認でき有用でした．

　ある日C氏の妻から，「夕方から排便がなく，下腹部を痛がっている」と電話があり，主治医から依頼され訪問しました．すると尿失禁しており，浣腸・摘便・腹部マッサージを施行したが排便がありませんでした．この時，ポケットエコーが故障していて，手元になかったため，使用することができませんでした．その後，下腹部痛は若干の改善を得たものの，痛みが再燃し，翌日の早朝に尿閉のために入院となりました．C氏は病院嫌いでPSA値が高値であり，専門医の受診や画像的診断は断固拒否していたため自宅で対症療法で経過をみていました．**もし，この時に訪問バッグにポケットエコーが入っていたなら，**膀胱エコーを施行して膀胱内の尿の貯留が確認でき，導尿など適切な処置を行うことができたと思います．そしてC氏の入院も回避できたと思うと悔やまれます．

　今後は，訪問看護師一人一人が1台のポケットエコーを持って使用経験を積み重ねることで，療養者のケアに役立てたい．そのためには，手軽に使用できる安価で故障の少ないポケットエコーの更なる開発を望みます．

② 使い続けて，みんなと連携

看護師のコメント

　心不全の患者はとても多く，在宅での適切なケアで不必要な入退院を未然に防ぐことが大切です．そのための定期的な体重測定・血圧管理・食事指導・採血・内服薬調整などが実施されています．いずれも安定している時の数値や指標がありますので，体調が悪化した場合に，「いつもに比べて悪いね？　いいね？」と判断することができるようになります．心電図もエコーも，そういう意味では，訪問看護の時に定期的に実施しておいてもよいと感じています．**状態が安定している時の患者さんの尿意を感じる膀胱容量や，排尿後の残尿量を確認しておくことで，状態悪化時のよい比較材料になります．**とはいっても，状態悪化時に，看護師だけで利尿薬投与の判断が可能とは限りません（症例③参照）．

　安定している患者でも，状態悪化時の患者でも，看護師特定行為の手順書のように，事前に状況別に医師や関係者と相談して，どのような場合に何をして，どんな判断をするかの施設ごとのルールを決めておく必要があります．言い換えれば，病棟で入院患者さんに対してよく実施されている「医師から看護師への指示簿」のようなものを，地域の枠で実施することになったと考えれば理解しやすいと思います．夜間に病棟から待機している医師に電話をかけて相談することと，訪問看護先から医療機関の医師へ電話相談することは似ています．医師や関係者と密なコミュニケーションを取りながら，みんなの労力を最小限にするためのルールが大事になります．

　エコーを気軽に実施するようになって，以前のようなエコーを触ることへのアレルギーはどんどん減ってきています．膀胱をみることで，現場で解決できることが増えました．下大静脈（IVC）も見られるように頑張っています．

STEP UP

下大静脈，頸静脈，肺エコー

　慢性心不全の患者は急増し，特に都会では医療機関内だけで全員を治療していくことは難しいと認識されています（第6章）．膀胱エコーだけでも有用ですが，やはりより高精度かつ適切な心不全管理のためには，下大静脈と肺エコーが大切になります．

　体液管理は，身体診察と血液検査で評価することも可能ですが，エコーも加わるとより簡便・確実に評価できます．肺うっ血は肺エコー（第1章，P4，図2b），血管内容量は下大静脈，尿量は膀胱で確認できます．

①**下大静脈（inferior vena cava：IVC）**：IVCは心臓に近い静脈を直接評価することで，血管内脱水を評価できます．

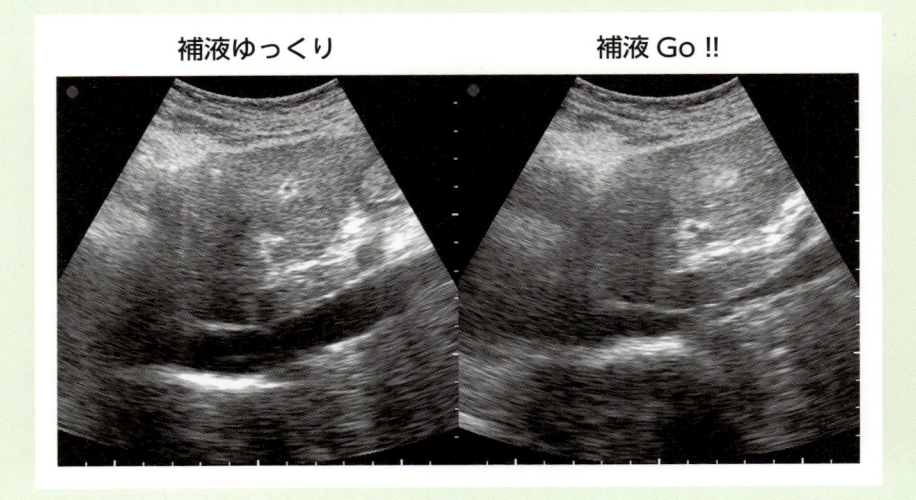

補液ゆっくり　　　　　　　補液 Go !!

- 救急外来：極端に言えば，救急外来でのエコーは，初期の適切な体液管理のために「IVC」だけ見れば十分です．適切な体液管理は西洋医学の基本かつ究極の代表例です．IVCがパンパンならば点滴はキープ，IVCが虚脱していれば点滴を速めに入れる，それだけでよいのです．看護師が待合室の患者さんたちの重症度スクリーニングなどでバイタルサインと一緒に実施していってもよいかもしれません．
- 患者にすぐに装着すべきものとして「さ：酸素投与」・「る：ルート（点滴ルー

ト確保）」・「も：モニター（心電図モニター）」，原因検索として：「聴：超音波（エコー）」・「心：心電図」・「器：胸部X線ポータブル」のことです❷．
・慢性心不全の管理：2015年には**慢性心不全患者の看護師外来での利尿薬の適切な調整のために，エコーが有用**であったと報告されました❸．**安定している慢性心不全患者さん達を看護師が主にマネジメントしていく流れは，先進国共通**となっています．

②**IVCでも難しい場合**：頸部の頸静脈でも代用は可能です．

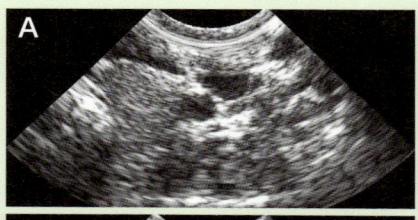

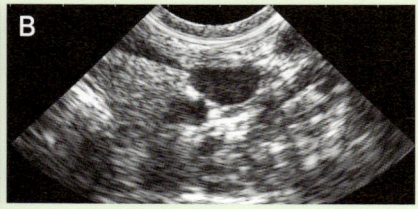

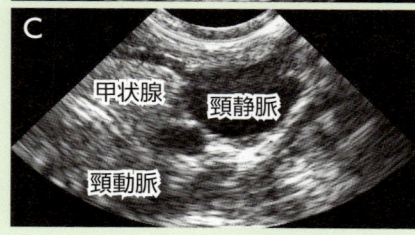

A

B

C
甲状腺　頸静脈
頸動脈

頸静脈でもOK
〈体勢の影響を受ける〉
・座位での怒張（C）は異常
・仰臥位での（A）は異常
頸静脈波形・怒張の視診と同じ考え方

③**肺エコー**：肺が空気のみか，水が溜まっている（肺水腫・胸水）かをパッと当てるだけで評価できます．A-lineは正常，B-lineは異常とだけ覚えて下されば十分です．PELSの肺コースの書籍（後日刊行予定）で主に扱います．

参考文献：
❶ 小林 只．ポケットエコー自由自在．中外医学社．2013．
❷ 林 寛之．編．いきなり名医！ もう困らない救急・当直—キュウキュウニガテ医師からウデキキ医師へ変身！．2009
❸ Gundersen GH, Norekval TM, Haug HH, et al. Adding point of care ultrasound to assess volume status in heart failure patients in a nurse-led outpatient clinic. A randomised study. Heart. 2015: heartjnl-2015-307798.

症例④ おしっこの不安を解消するためのポケットエコー

症例③の患者さんの続きです．

慢性心不全の増悪で，結果的に入院治療となりました．順調に，心不全症状は改善してきています．しかし，リハビリ中に"おしっこ"が気になって，リハビリに集中できなかったり，リハビリを途中で中断してしまっている状況です．そのため，足腰がますます弱ってきていることを患者家族もリハビリスタッフも心配していました．

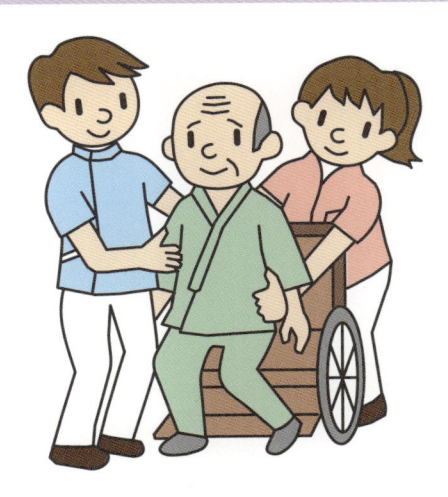

質問　「リハビリ開始前に，エコーで膀胱を確認して，残尿量が多ければ先に排尿をしてもらっておくのはどうでしょうか？

回答　すばらしいですね，やってみてください．

1　症例①の要領で膀胱エコーを実施しました

主に使用するキューブ：Ⓐ 50mL と Ⓑ 150mL，Ⓒ 300mL，
　　　　　　　　　　　Ⓓ 尿閉＋バルーン．
手順は2章のP.24～29を参照．

第4章 さあ、やってみましょう

2 エコー実施の結果

質問 どのキューブでしたでしょうか？

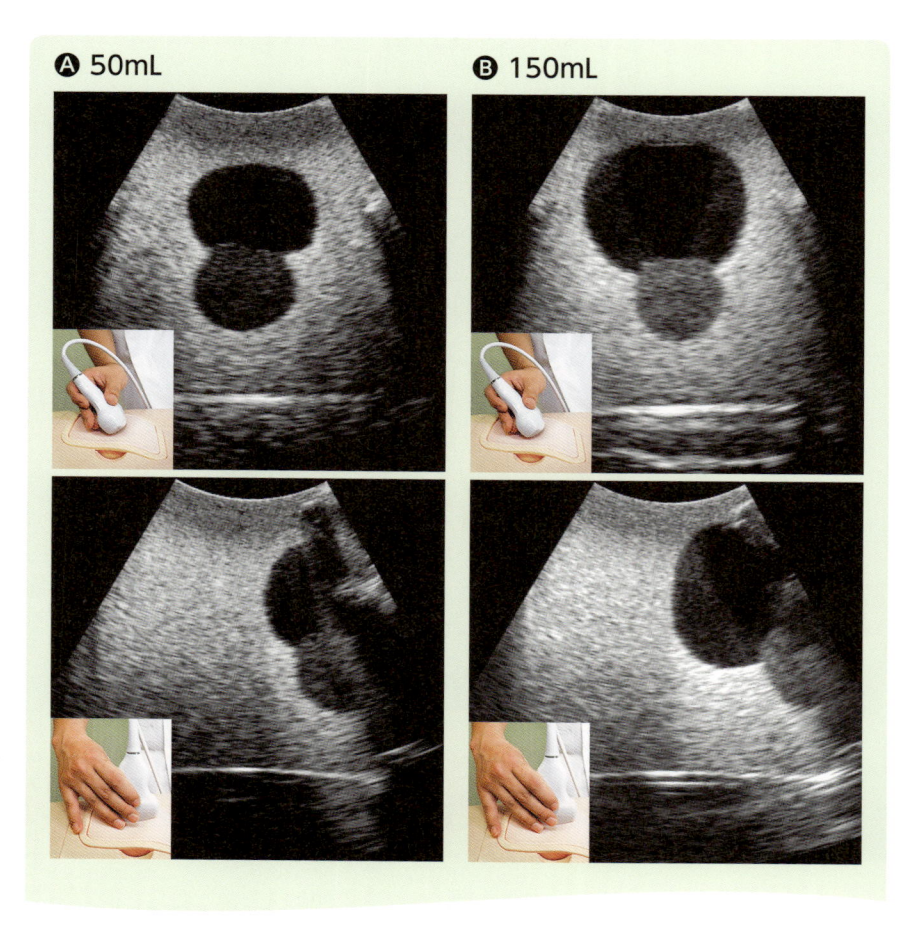

Ⓐ 50mL

Ⓑ 150mL

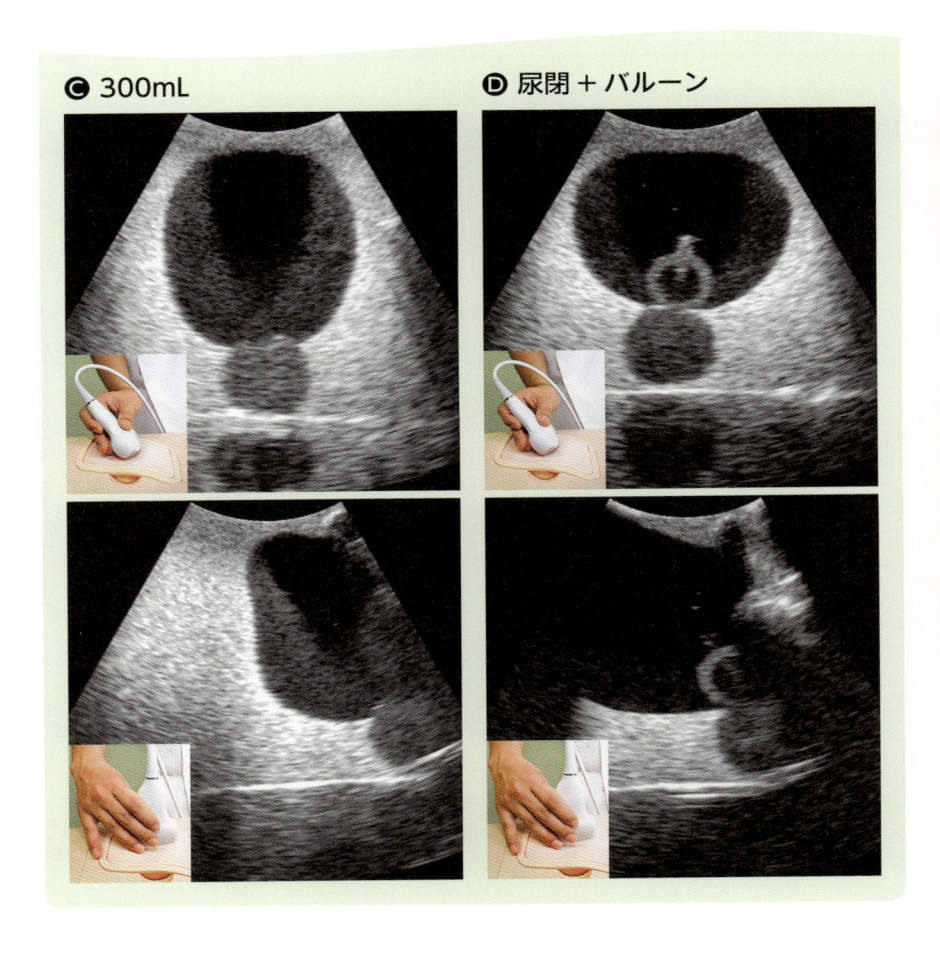

症例 ❹ おしっこの不安を解消するためのポケットエコー

ⓒ 300mL

ⓓ 尿閉＋バルーン

> 【結果】
> ❹：問題なし．リハビリ開始．
> ❺：尿意を確認．排尿可能なら排尿いただく．
> ❻：排尿いただくよう誘導する．
> ❼：導尿含め，医学的処置も検討する．

3 症例④：解説

　ここで大事なのは，対応に関する医師の思考（薬物療法）と，看護師やスタッフの思考（生活サポート）が違うことが少なくないということです．

> 医師の思考（薬物療法）：α遮断薬か抗コリン薬かなど．
> 看護師やスタッフの思考（生活サポート）：残尿があれば，トイレへ誘導するなど．

　膀胱エコーによるモニタリング効果は，うっ血性心不全の医学的治療の有効性を超えた，様々なよい影響がありました．入院中もリハビリ前にエコーで残尿量を確認して，残尿量が多ければ先に排尿してもらってから，リハビリ開始すると，リハビリスタッフも患者さんも集中してリハビリに取り組めています．

患者の妻：「バルーンを抜去しても，エコーで膀胱内の"おしっこ"の様子を見てくれるから安心してリハビリや食事ができて助かっています．」

看護師：「そうですね．尿意を感じにくい方もいらっしゃいますから，生活やリハビリと排尿のタイミングを調整できれば，いろいろな不安が減りますよね．」

医師：「最近は，おしっこを調整する薬の使い分けも，エコーで膀胱の中の尿の量を確認して行えるので，便利になっています．以前は，医療機関まで受診いただかないと検査できませんでしたが，最近では携帯電話みたい

> 症例 ❹　おしっこの不安を解消するためのポケットエコー

に持ち運べますから，自宅や介護施設にも持っていけます.」
👩 看護師:「おしっこのトラブルは，生活の ADL や QOL にとても悪影響がありますからね（以下の図参照）．私達でも，会議や仕事に集中できなかったりしますからね.」
👵 患者の妻:「外出時に尿漏れがいつも気になって，パットを当ててはいるのだけれど，それでも心配は心配で，いつもトイレの位置を確認する癖がついています.」

[排尿障害による QOL の低下]

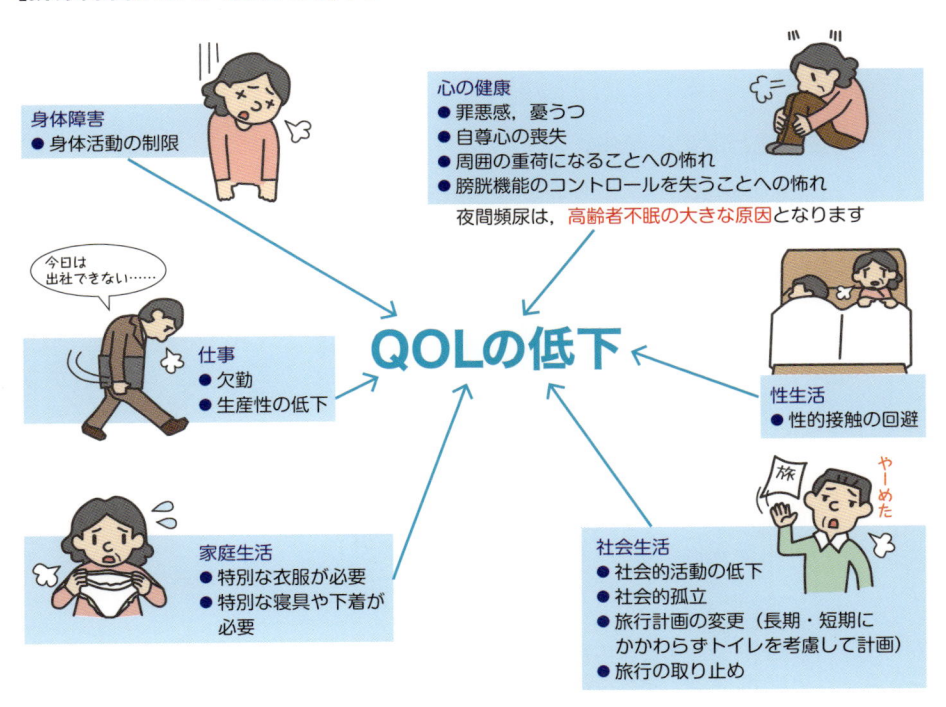

身体障害
● 身体活動の制限

心の健康
● 罪悪感，憂うつ
● 自尊心の喪失
● 周囲の重荷になることへの怖れ
● 膀胱機能のコントロールを失うことへの怖れ

夜間頻尿は，高齢者不眠の大きな原因となります

仕事
● 欠勤
● 生産性の低下

性生活
● 性的接触の回避

家庭生活
● 特別な衣服が必要
● 特別な寝具や下着が必要

社会生活
● 社会的活動の低下
● 社会的孤立
● 旅行計画の変更（長期・短期にかかわらずトイレを考慮して計画）
● 旅行の取り止め

→ **QOLの低下**

第❹章　さあ，やってみましょう

質問　患者さんごとに，残尿量や尿意を感じる膀胱内尿量はちがうのではないでしょうか？

回答　その通りです．そのため，**ベースラインとして，安定している状態での①尿意を感じる膀胱内容量と，②排尿後の残尿量，を記録しておく必要**があります．薬物治療の調整ももちろん大切ですが，生活機能訓練やリハビリも尿漏れや排尿トラブルをマネジメントするためには大事です．
具体的には，「第3章　膀胱の病態生理」P.41〜44の，4つのタイプ（腹圧性尿失禁，切迫性尿失禁，溢流性尿失禁，機能性尿失禁）ごとに対応は異なります．病態的には，大別すれば「過活動性膀胱」・「弛緩性膀胱」・「前立腺肥大症」を中心に，機能的尿失禁への対応を考慮しつつ以下にまとめます．

［残尿量と尿意の関係］

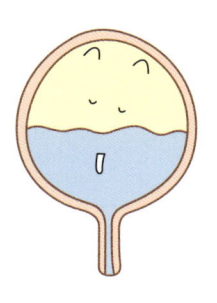

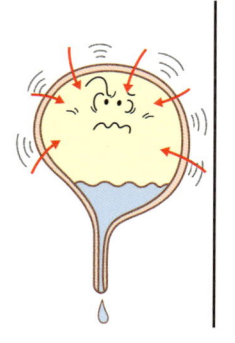

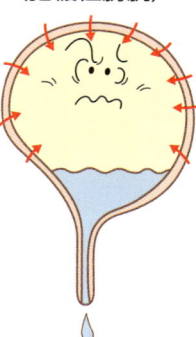

〈正常な膀胱〉　　〈過活動膀胱〉　　〈弛緩性膀胱〉

収縮力が強い　　収縮力が弱い

1. 尿意が亢進している場合
   300mL以上の膀胱内容量で尿意あり＝正常
   200mL未満の膀胱内容量で尿意あり＝異常（過活動性膀胱・前立腺肥大など）
2. 尿意が低下している場合
   残尿量が50mL未満＝正常
   残尿量が100mL以上＝異常（弛緩性膀胱・神経因性膀胱）

症例❹　おしっこの不安を解消するためのポケットエコー

【①過活動性膀胱】

　強い尿意を感じた時にエコーをパッとあてて画面上に200mLにも満たない程度の黒い部分しか見えない場合は過活動膀胱を疑います．

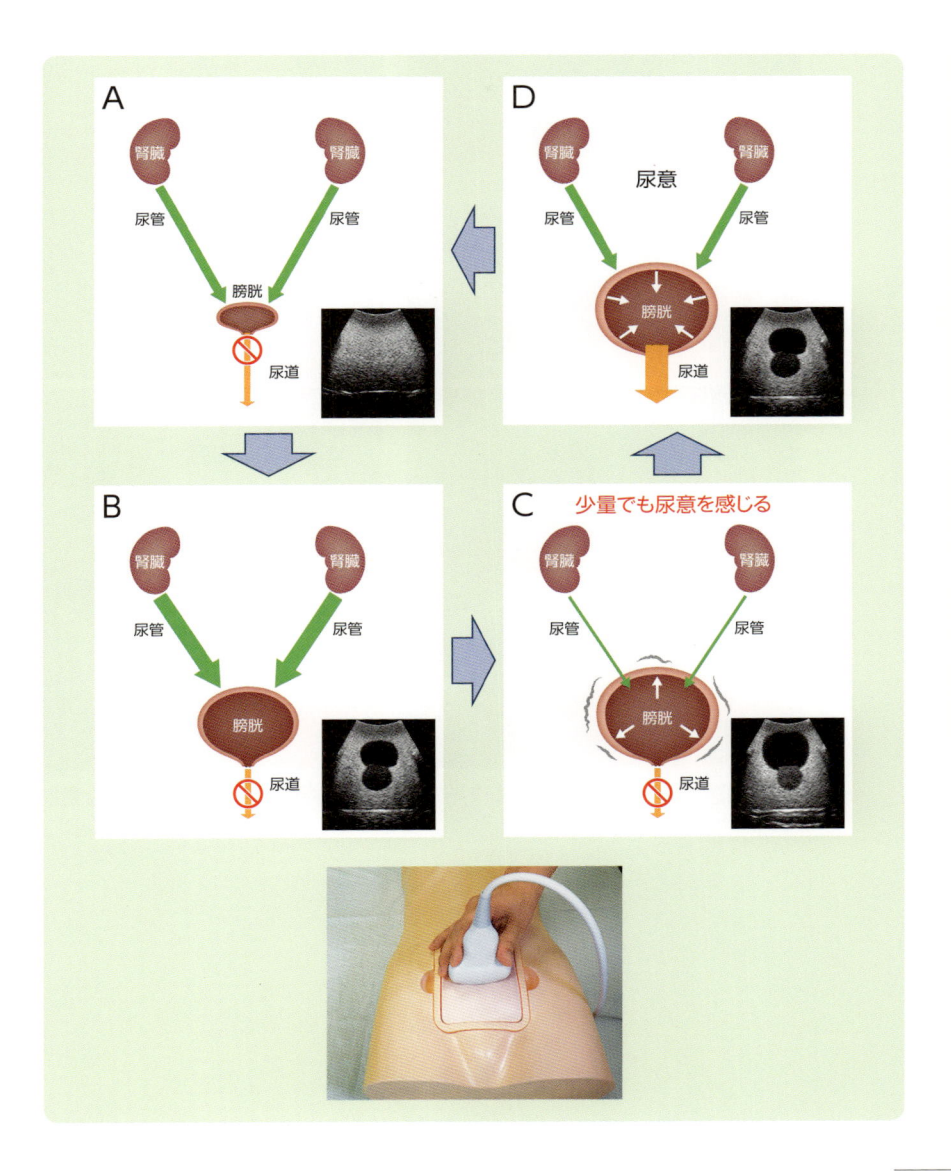

A

B

C　少量でも尿意を感じる

D　尿意

113

第4章 さあ，やってみましょう

[過活動性膀胱患者のエコー評価]

尿意を感じる＜300mL
❷ 150mL

残尿なし＜100mL
❶ 50mL

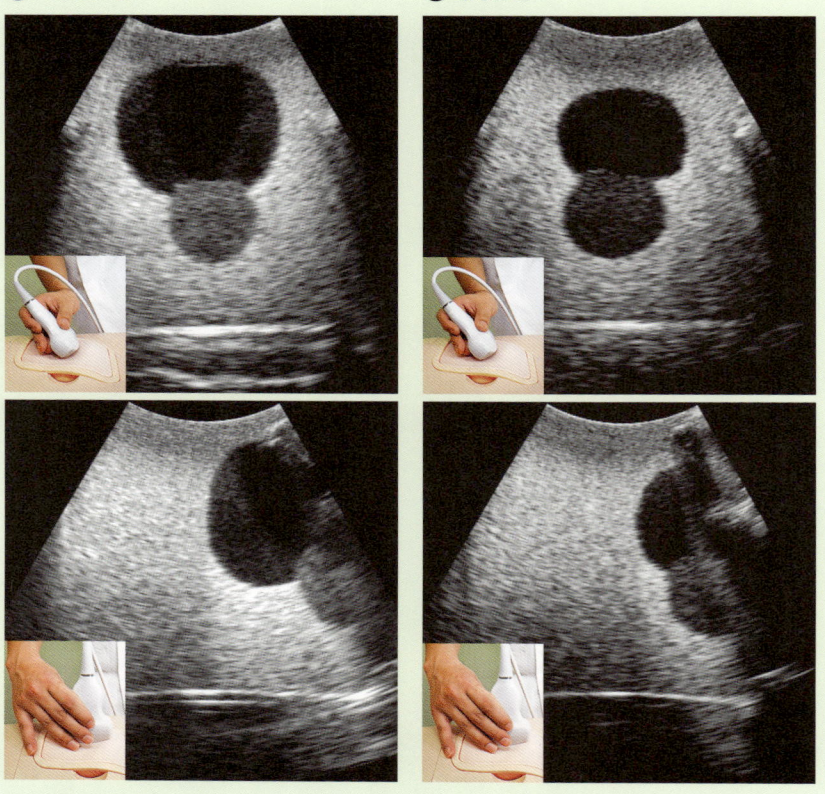

この患者さんが，150mLのエコーであれば，尿意と排尿が近いことを意味するため，トイレへ誘導します．

【②弛緩性膀胱の場合】

　弛緩性膀胱は，尿意がなく尿漏れが生じているときにエコーをパッとあてたら，画面上の黒い部分が **300mL** くらい見ることができれば，その病態を疑います．

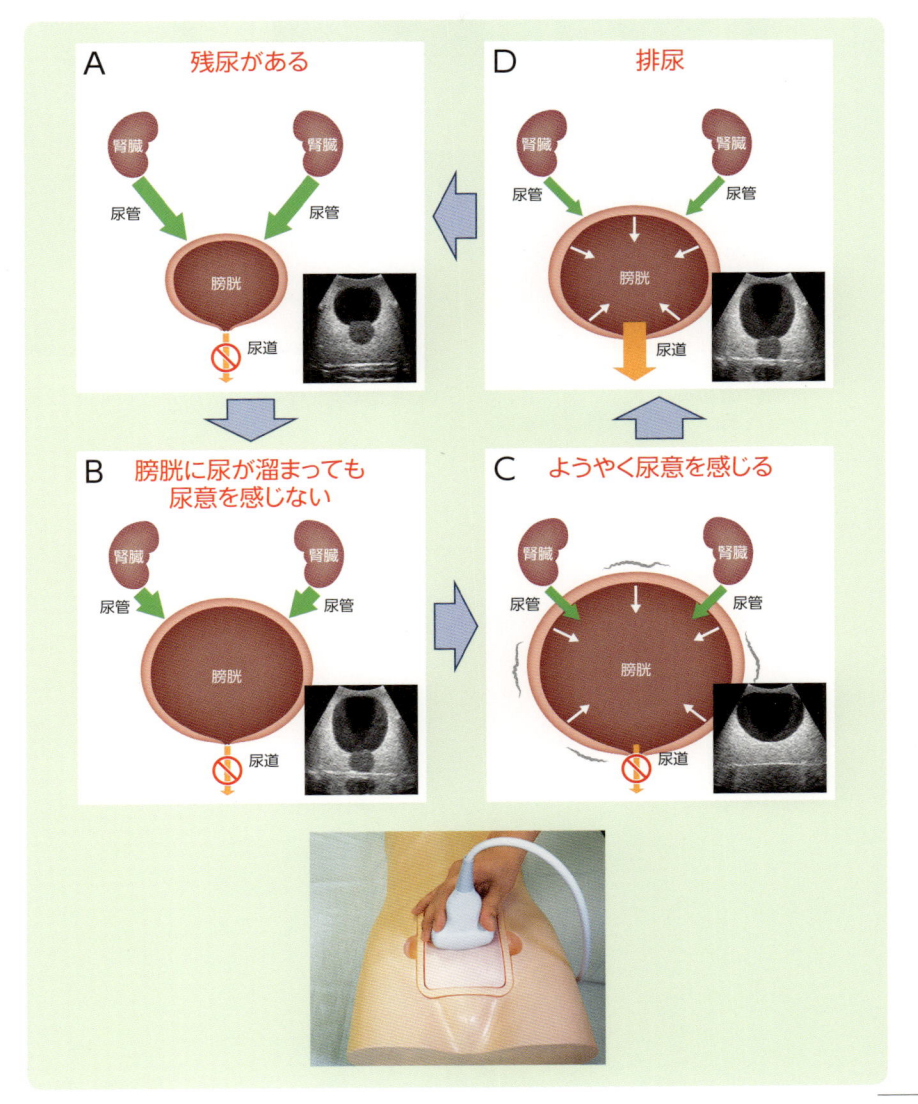

A　残尿がある

B　膀胱に尿が溜まっても尿意を感じない

C　ようやく尿意を感じる

D　排尿

第❹章 さあ，やってみましょう

[弛緩性膀胱患者のエコー評価]

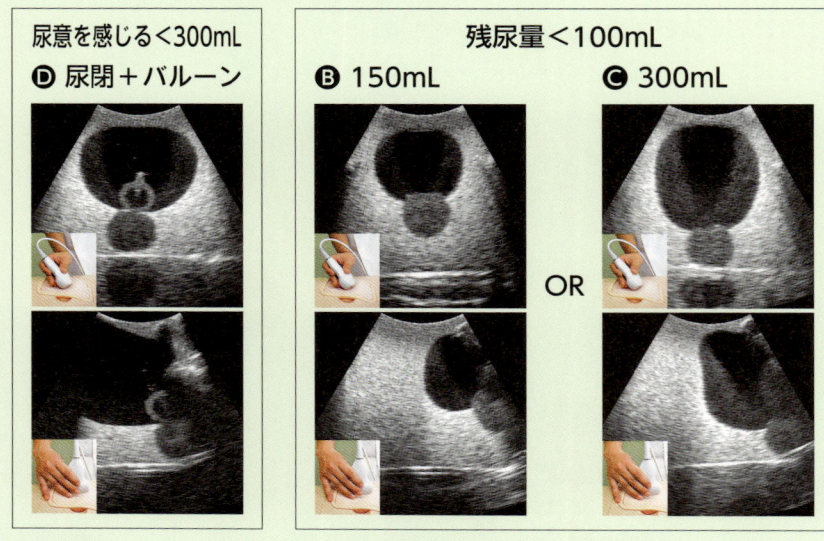

尿意を感じる＜300mL
❶ 尿閉＋バルーン

残尿量＜100mL
❷ 150mL　　❸ 300mL

OR

この患者さん（D ＋ B）が，300mL であれば，尿意と排尿が近いことを意味するため，トイレへ誘導します。

症例 ④　おしっこの不安を解消するためのポケットエコー

【③エコーによる過活動性膀胱と弛緩性膀胱の鑑別方法】

[尿意を感じた時の膀胱エコー]

Ⓐ 50mL　　Ⓑ 150mL　　Ⓒ 300mL　　Ⓓ 尿閉＋バルーン

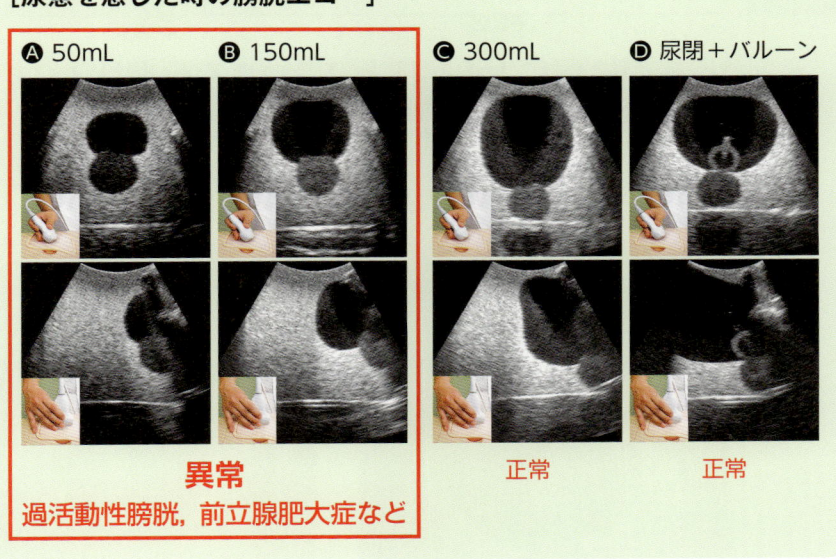

異常
過活動性膀胱，前立腺肥大症など

正常　　正常

[排尿後の残尿量確認の膀胱エコー]

Ⓐ 50mL　　Ⓑ 150mL　　Ⓒ 300mL　　Ⓓ 尿閉＋バルーン

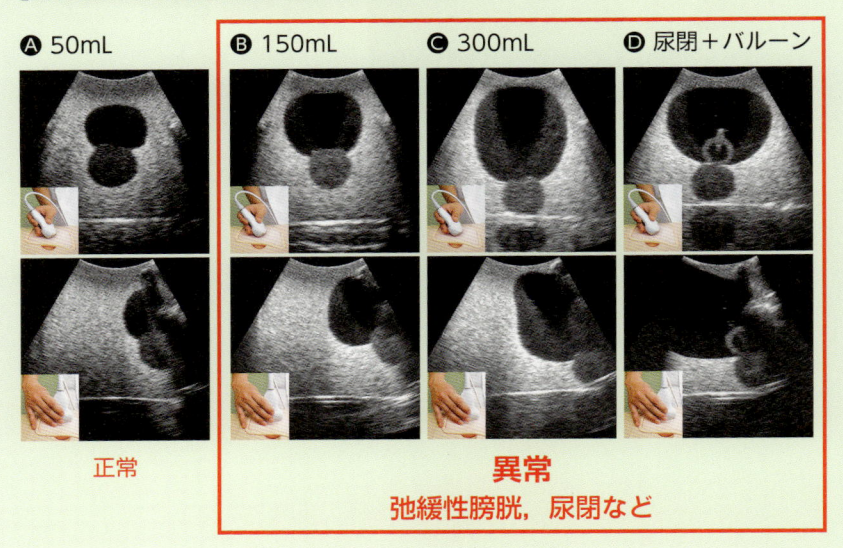

正常

異常
弛緩性膀胱，尿閉など

4 症例④：問題

A. 夜間排尿による起床とフラつきで転倒リスクが高い高齢者

平時の膀胱の状態（尿意時，残尿量）は，以下になります．

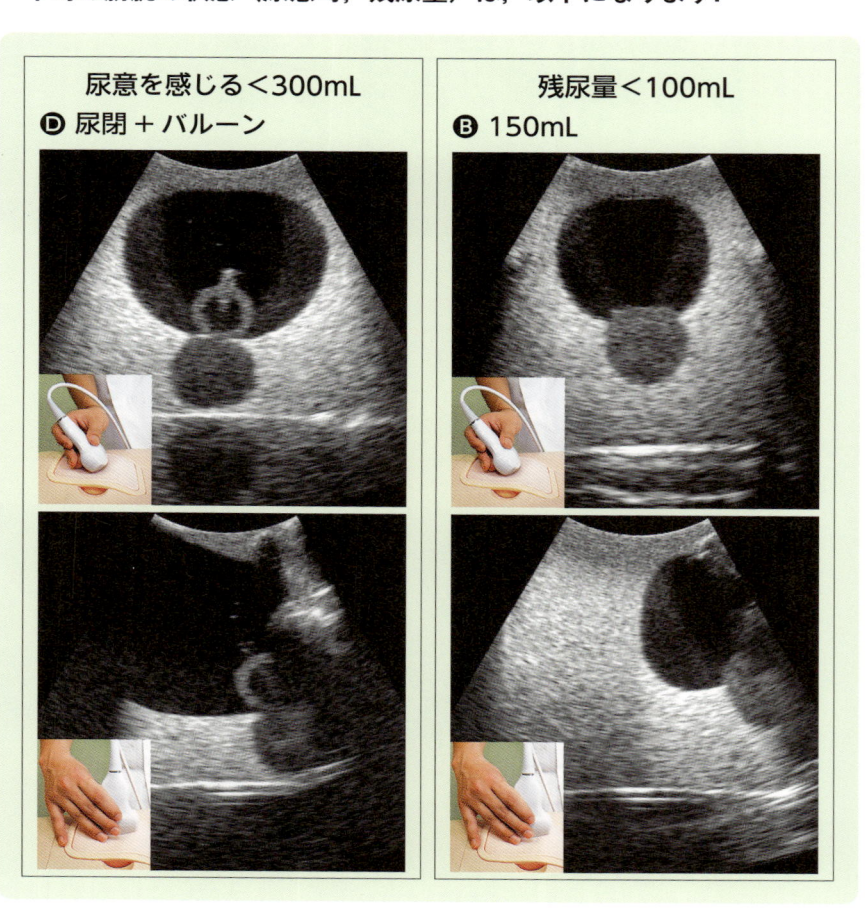

尿意を感じる＜300mL
D 尿閉 ＋ バルーン

残尿量＜100mL
B 150mL

| 症例 ❹ | おしっこの不安を解消するためのポケットエコー |

質問① 寝る前の膀胱エコーが次の画像だった場合，どうしますか？

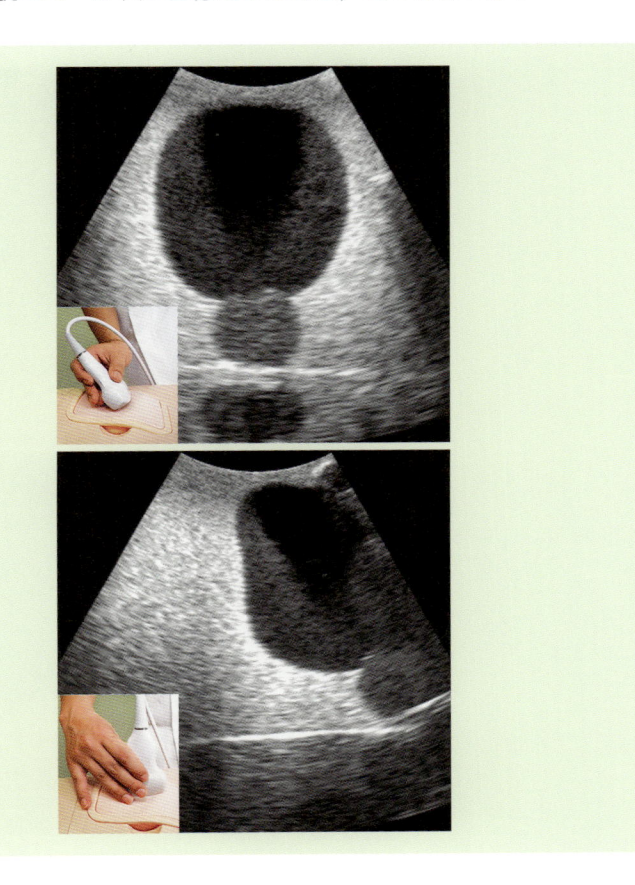

回答① 300 mL 程度認めます．トイレに誘導し排尿を促します．尿意を感じない方の場合，このエコー画像を見せて，膀胱におしっこが溜まっていることを説明しましょう．

第❹章 さあ，やってみましょう

質問② 寝る前の膀胱エコーが次の画像だった場合，どうしますか？

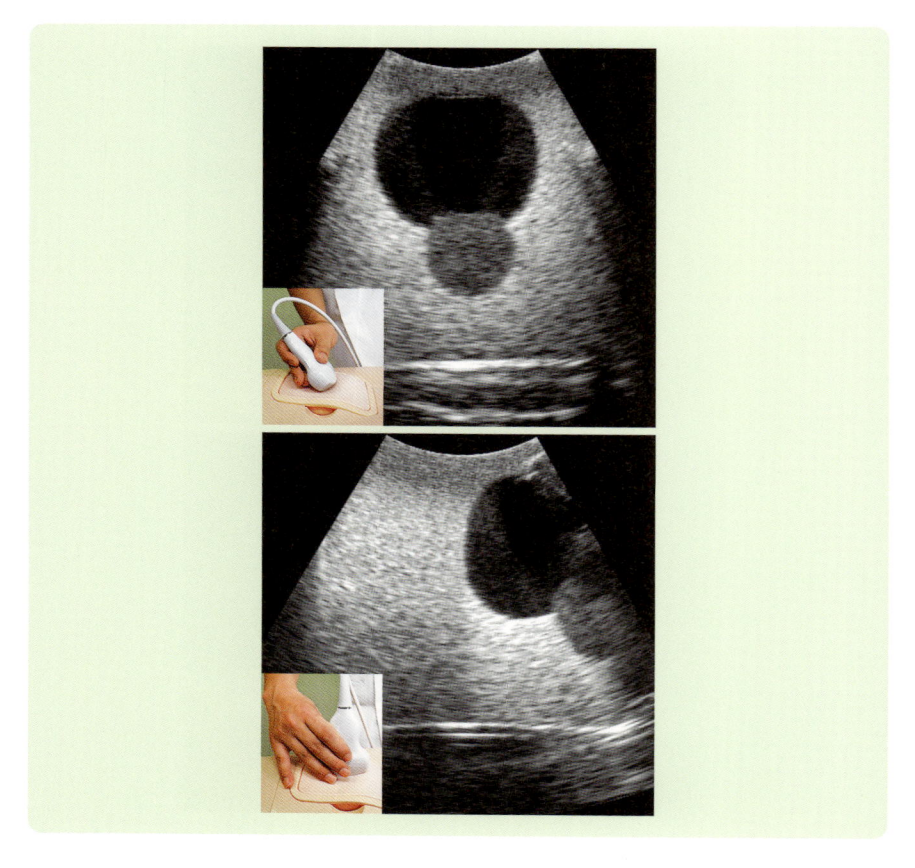

回答② 約150mL程度を認めます．排尿後の残尿量と同程度ですので，トイレに誘導する必要はありません．「おやすみなさい」と笑顔で言ってください (*^^*)

B. 夜間排尿による起床とフラつきで転倒リスクが高い高齢者

平時の膀胱の状態（尿意時，残尿量）は，以下になります．

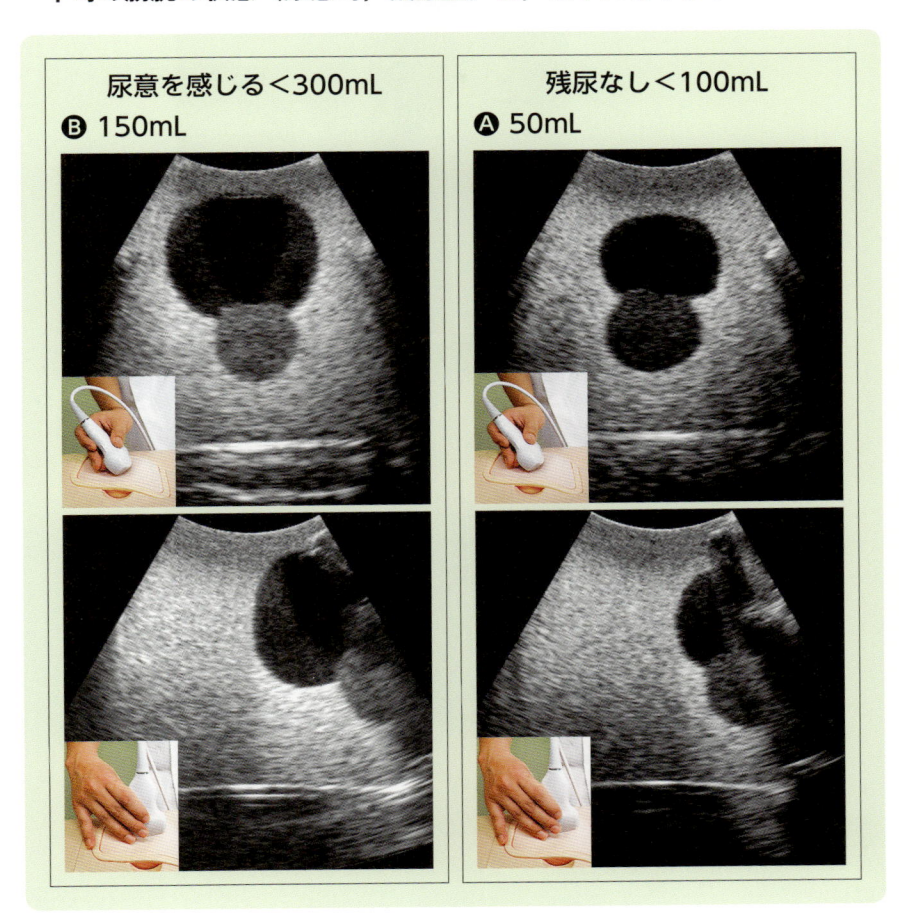

尿意を感じる＜300mL
Ⓑ 150mL

残尿なし＜100mL
Ⓐ 50mL

第4章 さあ，やってみましょう

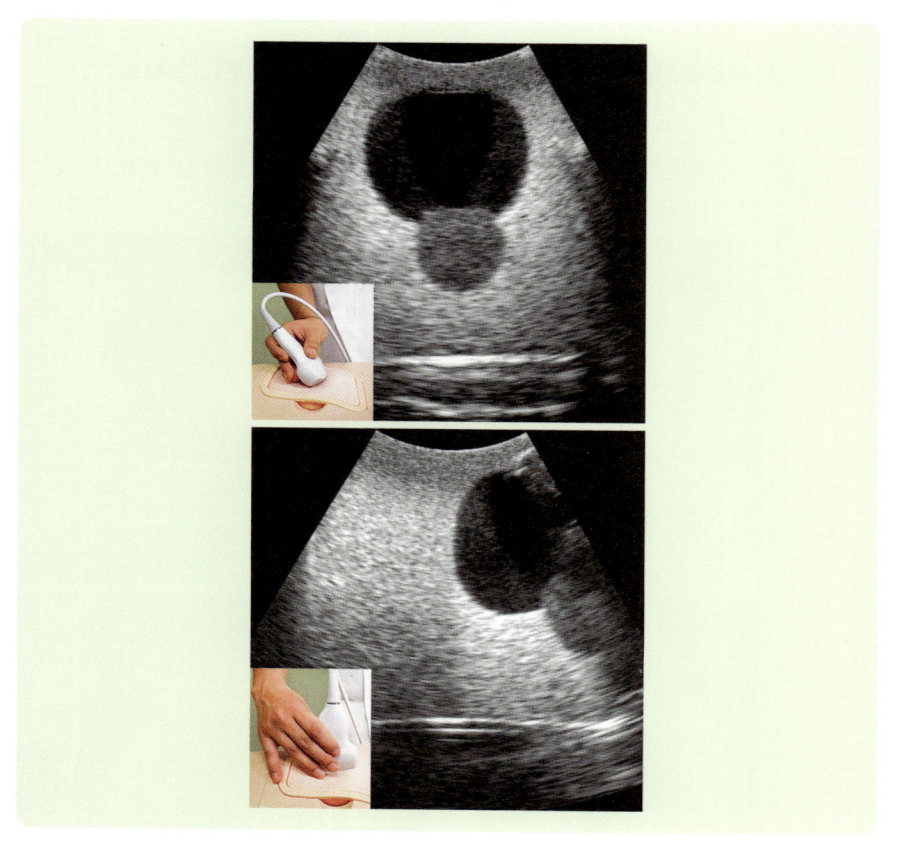

質問① 寝る前の膀胱エコーが次の画像だった場合，どうしますか？

回答① 約 150mL を認めます．そろそろ尿意を感じそうですので，エコー画面を見せて，納得頂きトイレで排尿していただきましょう．

| 症例 ❹ | おしっこの不安を解消するためのポケットエコー |

質問② 寝る前の膀胱エコーが次の画像だった場合,どうしますか?

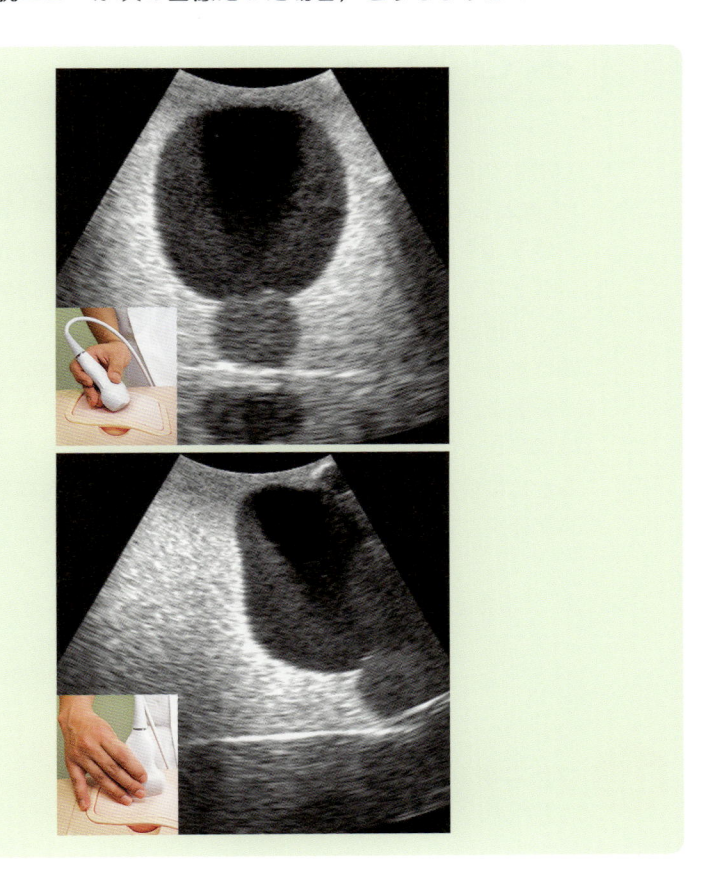

回答② 約300 mLを認めます.尿意を感じている容量を超えて,尿が貯留しています.「お腹は痛くないですか?」と質問しましょう.尿閉になる手前かもしれません.

第❹章 さあ，やってみましょう

症例❹ おしっこの不安を解消するためのポケットエコー
まとめ

　ポケットエコーは，膀胱の精密検査としてではなく膀胱内尿量を手軽に「画像として」確認できる道具です．尿漏れ，尿閉，頻尿などの排尿関連のトラブルや心配事の解決と対応に役立ちそうな期待が高まっています．

　ベースラインとして，安定している状態での①尿意を感じる膀胱内容量と，②排尿後の残尿量，を記録しておくことが大事です．病態によって傾向はあるものの，尿意・残尿量とADLの間には個人差があります．

　医師は，病態に応じた適切な薬物療法のためにエコーを利用します．看護師等は，生活機能訓練やリハビリ前後の排尿トラブルをマネジメントするために使用できます．ポケットエコーで膀胱内容量を可視化することで，バイオ・フィードバック法による排尿訓練やリハビリが可能になります．

　　註）バイオ・フィードバック法：血圧・心拍数・筋肉の緊張などの生理機能を測定し，それを音や画像などの情報に変換して本人に知覚させることによって，心身の状態を自分の意志で制御する技法．心身症の治療やスポーツのトレーニングなどに用いられる．

まとめ フローチャート

尿意はありますか？
- いいえ → フローチャートBへ
- はい → フローチャートAへ

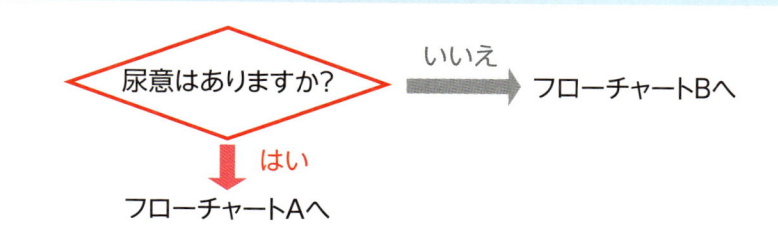

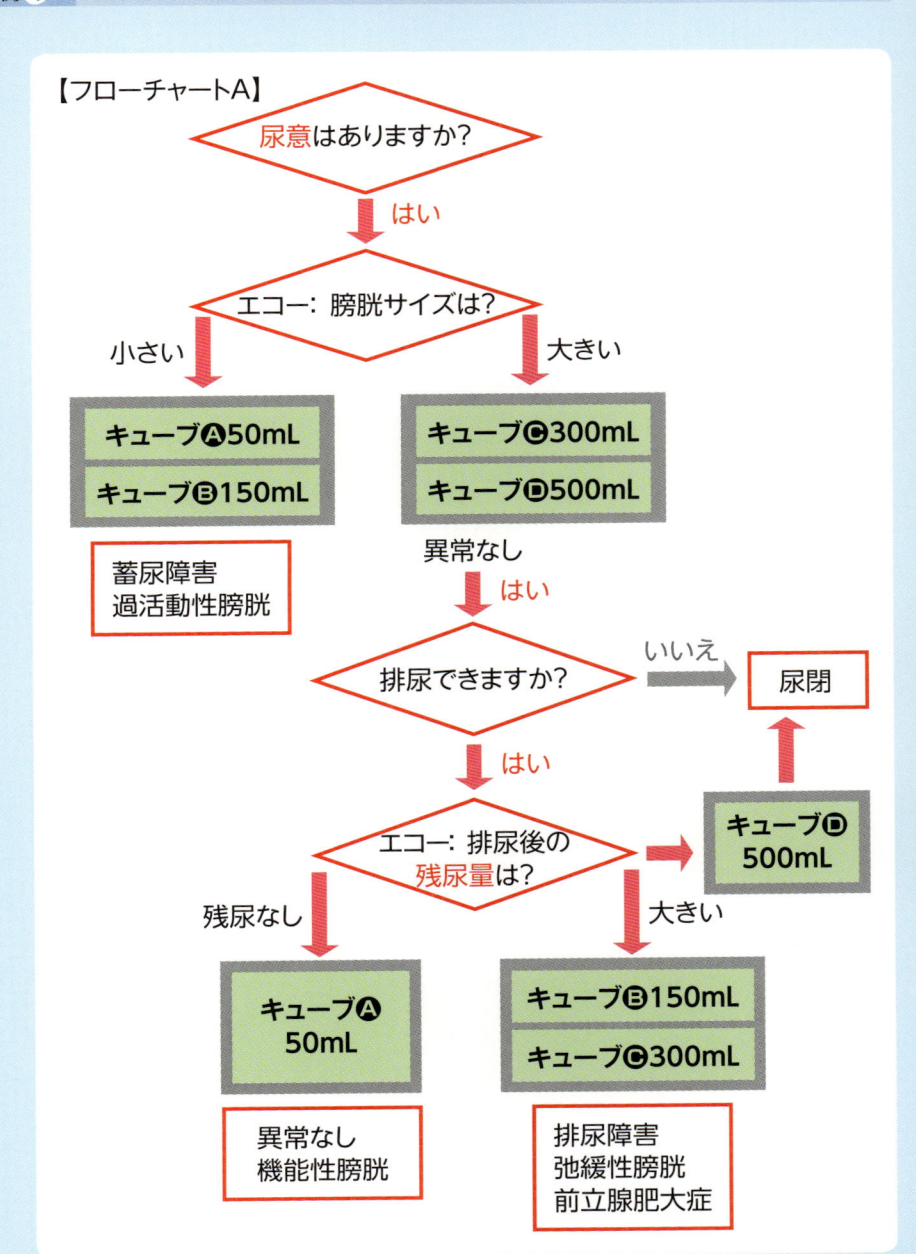

症例 ④　おしっこの不安を解消するためのポケットエコー

【フローチャートA】

```
          尿意はありますか？
                │ はい
                ▼
          エコー：膀胱サイズは？
     小さい  /              \  大きい
            ▼                ▼
      キューブⒶ50mL      キューブⒸ300mL
      キューブⒷ150mL     キューブⒹ500mL
                          │
      蓄尿障害            │ 異常なし
      過活動性膀胱        │ はい
                          ▼
                    排尿できますか？ ──いいえ──▶ 尿閉
                          │                        ▲
                          │ はい                   │
                          ▼                        │
                 エコー：排尿後の                   │
                    残尿量は？ ──────▶ キューブⒹ
         残尿なし /          \ 大きい      500mL
                ▼              ▼
          キューブⒶ        キューブⒷ150mL
           50mL            キューブⒸ300mL

         異常なし           排尿障害
         機能性膀胱         弛緩性膀胱
                            前立腺肥大症
```

第4章　さあ，やってみましょう

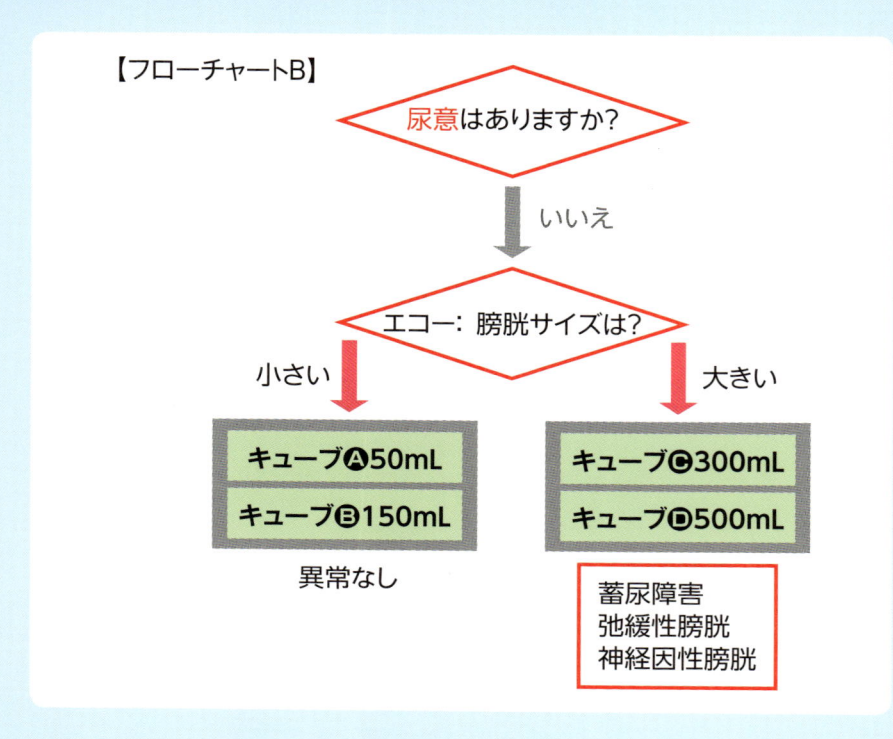

【フローチャートB】

尿意はありますか？
↓ いいえ
エコー：膀胱サイズは？

小さい →
- キューブⒶ50mL
- キューブⒷ150mL

異常なし

大きい →
- キューブⒸ300mL
- キューブⒹ500mL

蓄尿障害
弛緩性膀胱
神経因性膀胱

症例④　おしっこの不安を解消するためのポケットエコー

5　症例④の患者さんのその後

　　入院中は，睡眠前，リハビリ前，食事前などに適宜膀胱エコーを実施し，膀胱バルーン抜去状態でも大きな排尿トラブルなく療養していました．

- 患者の妻：「いつもおしっこの量をエコーで確認してくれてありがとうございます．おかげで，安心して夫の世話ができます．おしっこ溜まっていることを見せるのは夫も納得して，おしっこに行ってくれるので助かります．頑固なもので，大丈夫といっては，やっぱりおしっこ，ということがよくありましたから．」
- 看護師：「そうですね．最近は，手軽に簡単にエコーもできるようになったので，私達も助かっています．医師の薬物治療の調整もうまくいってきていますし，何より患者さんと家族が安心されて何よりです．」
- 患者の妻：「そろそろ，退院とのことでしたが，膀胱バルーンを抜去したまま退院したいと夫も言っています．可能でしょうか？」
- 看護師：「大丈夫だと思いますよ．必要なら，訪問リハビリや訪問看護で伺った時に，膀胱を確認しながらアドバイスできると思います．」
- 患者の妻：「家族が，そのエコー使うことはできませんか？」
- 看護師：「あなたがですか？？」
- 患者の妻：「いえ，私はそういう機械は苦手なのですが．都会にいる娘が戻ってきて私達夫婦と同居することになったのです．先週，お見舞いに来た時に，その小さいエコーで膀胱を確認している様子を見て，"自宅にあったら便利そうだね"と言っていたものですから．娘が通っているフィットネス・ジムでもエコーが使われているようでして，意外と身近なものみたいなんです．」
- 看護師：「先生に相談してみますね．」

　・・・・・・・・・・・・・・・・・・・

- 看護師：「患者さんの家族でもポケットエコーは購入できるのでしょうか？」
- 医師：「そうですね．最近は，肥満チェックでもエコーがジムなどで使用さ

れていますし，介護士さんでエコー使っている人もいます．当院の，介護士さんも私も仕事で使えたらおむつ交換が楽にならないかな〜って言っていました．娘さんはパソコンや機械がお得意な様子ですし，PELSの教育コースを受講すれば，携帯電話やスマートフォンの感覚で使えるようになりそうですよね.」

看護師：「私よりも，早く操作がうまくなりそうですね.」

医師：「血圧計も，SpO$_2$ モニターも，心電計も自宅で持っている人が増えてきていますし（第6章参照），エコーを自分の健康管理のために持っている住民が出てきても不思議じゃないですね．テクノロジーを上手に使って介護する家族・・・ハイパー・ファミリー？」

看護師：「響きはイマイチですが，そういう時代ですかね．確かに以前は，エコーっていうと検査室の難しい機械というイメージしかありませんでしたが，最近は血圧測るのとあまり変わらない感じになっていますね．"最近，血圧はどうですか？"と患者さんに聞くのと同じような感覚になってきそうです.」

医師：「最近は，機械も安くなってきているし，娘さんは本当に買ってしまいそうですね．そうなると，訪問看護師や訪問リハビリの人たちと共通認識で在宅加療を継続できるよう，医師も看護師もリハビリスタッフもケアマネジャーや介護士もみんなの共通認識として勉強していく必要がありますね．そして，心不全管理の血圧や体重のように，対応基準やルールを決めていくことが大事になってきますね.」

看護師：「そうですね．デイサービスに出かける前，外出前にエコーで膀胱を確認して・・・など医師・看護師だけがわかっていても患者さん達に対応しきれなさそうですね．もはや，医療スタッフ同士，そして患者さんたちとのコミュニケーションの道具になりそうです.」

医師：「医療機器開発がどんどん進んで，便利な道具がみんな普及するほど，私達も時代に合わせて対応していく形を作っていかないと！」

看護師：「そうですね．頑張りましょう！」

症例 4　おしっこの不安を解消するためのポケットエコー

① 特別養護老人ホームでポケットエコーを使用してみて

看護師のコメント

　実際に使用をさせて頂いたのは，**約 2 カ月の間**で 7 件です．2 回は嘱託医の診療に同行した時に，先生が実施したエコーを一緒に触らせて頂きました．また，看護職員同士で，膀胱内の残尿量を見ました．さらに，肝臓，胆のうを見ようとしましたが，うまくできませんでした．実際のエコーの当たる位置や角度などが正しくできることはかなり難しく，専門的な技術と立体的な解剖の知識がないと医師への診断のための資料にはならないと感じました．看護職員が一人でできるようになるには，検査技師や医師の指導のもとに，ある程度の数を経験しないと難しいように感じました．見ているエコーの画像が，何に当たるかの見本があればと思いました．もしくは，エコーの画像を検査技師や医師にメールなどで直接送り，それを検査技師や医師がライブでみて，画像と手技を確認し指導して頂ければ助かると思います．今回，**エコーを生まれて初めて使用してみて**，なにぶん経験数が少ない事と知識不足でしたのでこのような感想になってしまいました．経験させていただいて，ありがとうございました．

② 気がるにエコーを使ってください

看護師のコメント

　従来，排尿ケア・マネジメントには，**ブラッダースキャンを頻用**していました．後述の STEP UP（P.132）でも検討されていますが，ブラッダースキャンでは，肥満の患者，腹水のある患者，卵巣のう腫の患者などでは正確なデータ取得が難しいという注意点がありました．また原理はあくまで超音波ですので，腸管ガスの影響などで測定不能となることも少なくなく，1 回のデータ取得がスムーズにいかない時など，イライラすることもありました．

　エコーを使い始めることは，ブラッダースキャンを使用していた看護師にとっては，わざわざ画像で評価することへの難しさと抵抗感が強い傾向にあると感じています．しかし，**エコーは画像として見れるからこそ，ガスで見えないのか，膀胱以外を見てしまっているのかが確実にわかります**（黒い領域が 1 つだけあればよい．2 つ以上見えた時は，膀胱以外の何かも見えている．という原則を守る）．

　もちろん，エコーのデメリットもあります．うまく画像が出せない時，画

像に自信が持てない時はもちろんですが，なにより看護師が使ってよいという雰囲気が職場や地域になかったことが大きかったかもしれません．エコーは高価で検査室にあって，時々救急外来や一般外来への「移動」を担当することはありましたが，配線ケーブルやプローブを踏みつけて断線させないように，などの注意点が多くありました．「エコーを扱うのは，気を使うこと」といった印象が強かったです．初めて，エコー使っていいよと言われた時は，正直よく理解できませんでした．「なんで看護師がエコー使うの？」，「いや，使っていいの？ あの扱い難しいエコーでしょ？」と内心感じていました．その中，スマートフォンやタブレットでも使える簡易エコーが手に届いて，「こんなオモチャみたいなもの？ ほんとにエコーですか」と疑問でした．

しかも，**当初はエコーを使って膀胱を見ていても，何 mL の尿量かを正確に測りたくなる衝動が強かったです**．最近，尿量の計測は自動計測などのツールも出てきていますが，尿量が少ない時（50～100mL）の評価は精度が高いですが，100mL 以上の評価に関しては，膀胱の位置（例：高齢者や神経因性膀胱であれば膀胱形状自体が多様）や腸管ガスの影響もあり精度にばらつきが大きくなります．ブラッダースキャンでもエコーでも，所詮は「＊＊ mL ±誤差」であったことを実感できたのは少し時間が経ってからでした．**最近ではエコーで，だいたいこの程度の尿量という見方にだいぶ慣れてきてエコー実施時間も短く，日々のケアに役立っています．**

エコーを気軽に看護師が使えることが，患者さん達のメリットになることは実感しています．これが普及するには，個人の心理面，金銭面，職場の環境面，周囲の医療スタッフとの関係面，地域での立場，医師とのコミュニケーションなどの課題があると思います．それでも，第一歩としての，エコーを使ったことの成功体験（例：患者さんの喜ぶ姿，スタッフからの感謝，自信のやりがい）を実感することが何より大事だと思いました．一般人でもエコーは使う時代になると聞いています．排尿トラブルは，個人の QOL を超えて，社会の労働生産性まで影響します．看護師もエコーを使って，医療スタッフや地域との連携促進に役立てられれば幸いと感じています．

STEP UP

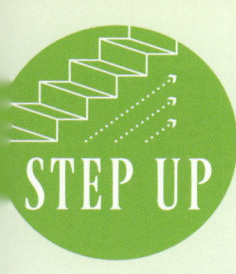

薬物療法・非薬物療法への応用，排尿日誌＋エコー，自動計測機器との違い

①薬物療法・非薬物療法の両者に有用な膀胱エコー

「転倒→骨折→寝たきり」は高頻度である一方，可能な限り防ぎたい状況です．しかも転倒は夜間が多く，夜間起きる理由は「尿意」であることが多いです．夜間は，自宅でも，入居施設でも，病院でも家族やスタッフの目が届きにくいため十分にサポートすることも困難です．ポータブルトイレをベッド近くに置いたとしても，そのトイレに移乗する際に転倒することもあります．そのためだけに膀胱バルーンを留置せざるを得ない現場もあるでしょう．女性の過活動性膀胱，男性の前立腺肥大症，両者の神経因性膀胱が多いですが，薬物治療の判断は残尿の有無です．医師の薬剤調整としては，残尿が少なければ抗コリン薬（膀胱弛緩），残尿が多ければα遮断薬（排尿抵抗減少），弛緩性膀胱ならコリンエステラーゼ阻害薬（膀胱収縮）などとなります．エコーで大まかな残尿量を確認すれば，医療機関を受診しなくても的確な薬剤調整が可能になります．残尿の有無を確認するだけですから，技術的にも簡単です．また，神経因性膀胱などで定期的な自己導尿が必要な患者さんに

夜間，排尿回数が多い…どうしましょう？

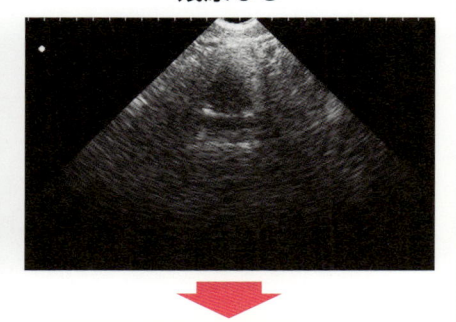

残尿あり → αブロッカー

残尿なし → 抗コリン薬

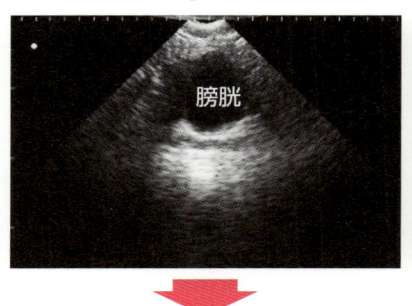

とっても，自分の残尿量を適切に把握・管理できることはとても大事になります．

②排尿日誌にエコーの項目が増える？
　一方，看護師や一般人ならば，トイレ誘導する，などの生活行動へのアドバイスとして利用できます（以下図参照）．排尿トラブルのマネジメントに排尿日誌が世間で有効利用されていますが，そこに残尿量と尿意を感じた時の膀胱サイズという項目が追記される時代もくるかもしれません．エコーは誰でも使える道具です．

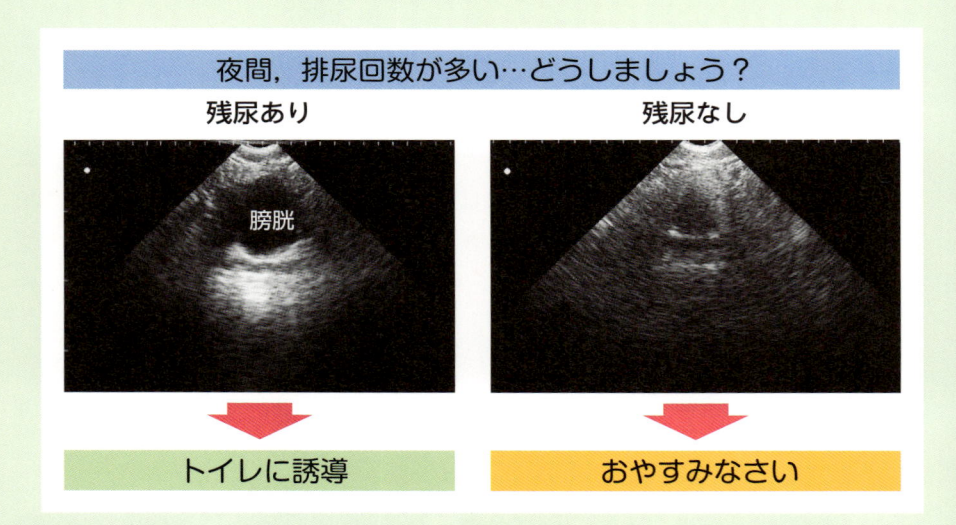

夜間，排尿回数が多い…どうしましょう？

残尿あり	残尿なし
膀胱（エコー画像）	（エコー画像）
↓	↓
トイレに誘導	おやすみなさい

③エコーと自動計測機器（ブラッダースキャン等）との違い
　看護領域では，ブラッダースキャン（図①）とよばれている膀胱内尿量の自動測定器がしばしば利用されています．また，最近では患者さんが自分で尿量を測定できるタイプの機器も販売されています（図②：シールを恥骨上の腹部に張ることで，持続的な評価も可能です）．

①ブラッダースキャン
超音波の原理で尿量を測定.
膀胱用超音波画像診断装置
ブラッダー スキャンシステム
BVI6100

② URICARE
ゆりりん USH-052 は超音波により膀胱内尿量を測る医療機器です.

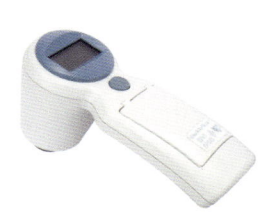

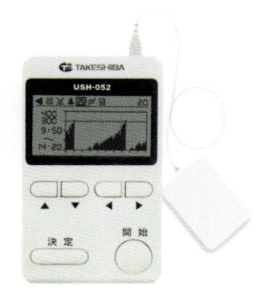

いずれも，超音波の原理を利用した膀胱内尿量測定になります．エコーで直接見ることの利点と不利点を以下にまとめます．

残尿測定のメリット・デメリット

	メリット	デメリット
導尿	正確	侵襲性羞恥心をともなう尿路感染の危険性・手技
エコー	苦痛がない 測定中画像観察が可能 尿路感染の危険性回避	持ち運びが大変
ブラッダースキャン	苦痛がない．簡単な操作 短時間で実施できる 持ち運びが容易 尿路感染の危険性の回避	・意図的に腸管ガスを避けることが困難. ・当てる向きで誤差が大きくなる. ・腹水，卵巣嚢腫，肥満患者ではデータが大幅にずれる.
排尿日誌	苦痛がない 尿路感染の危険性の回避	アセスメントからの推測のため的確ではない 面倒 つけ忘れが起こる

・患者とのコミュニケーション
・バイオ・フィードバックに有用

デメリットはメリットへ変化

・誰でも実施できる安価なポケットエコーの出現.
・誤差は大きな問題ではない．おおよその量がわかれば十分.
・個人のベースラインを測定することが重要.

・ヘルスケアデバイスの進歩による生活記録は正確かつ簡便化する.

第5章 膀胱エコーのピットフォール

　初めはドキドキしながらエコーをしていましたが，だんだんとスムーズに使いこなせるようになると画像からの識別訓練が進んで「大体こんな感じ！」と判断が早くなってきます．ところがおしっこの量に判断と実態の乖離や，「あれっ？」と思うような画像が出たりします．本章では，日常遭遇するピットフォールについて解説します．

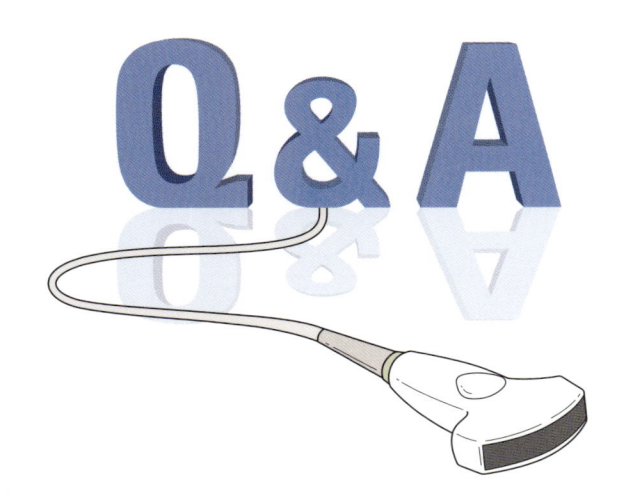

Q & A

質問① 実際の患者さんとシミュレータの違いは？

回答① 腸管ガスが大きな違いです．

【解説】
　シミュレータは実際の患者さんよりも固いです．また，膀胱と皮膚の間に腸管がありません．腸管内はガスのため，その深部の膀胱がエコーでは見えません．そのため，**患者さんの苦痛がない程度に，プローブを押し付けて腸管を避ける必要があります**．これは，実臨床では非常に重要なポイントです 図1 ，図2 ．

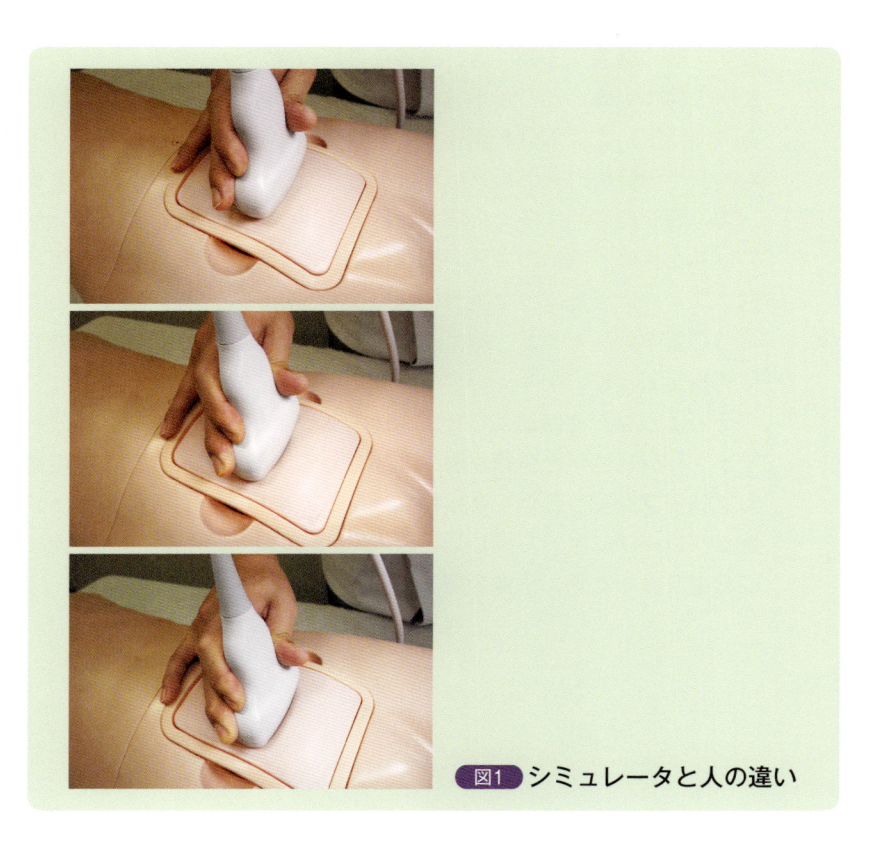

図1 シミュレータと人の違い

第❺章　膀胱エコーのピットフォール

質問② エコーで評価した尿量よりも，導尿・排尿後の尿量が思ったよりも多いのですが？

回答② 腸管ガスで膀胱が隠れていることが多いです．

【解説】

　膀胱にたまったおしっこは真っ黒く見えるので簡単に識別できます．ある程度の経験を積むことでおしっこの量についての判断も早くなってきます．エコーは，即座に判断できる排尿ケアにとって重要な道具です．

　ただ，エコーにも弱点があることを知っておく必要があります．エコーは体の中を超音波が透過していくときの反射した情報を画像として表示します．その透過する条件は，ある程度均一な水分があるということです．ヒトの身体はほとんどが水分を保有していますが，肺の中や腸管のガスなど（の空気）には水分を保有していないため超音波が透過しません．そのため肺や腸管のガスの後方は見えません（白い帯のようになります）．

　実は膀胱の周囲は多くの腸が近接しています．膀胱に腸が覆いかぶさっているときは，腸管のガスの影響によって膀胱内のおしっこの黒い部分に白いスジが入ったような画像になります．この時の黒い画像での範囲でおしっこ量を判断すると，影によって見えなかった量がありますので少なめに判断してしまいます．

　そのようなときはどうしたらよいのでしょうか．腸は可動性のある臓器です．「あれっ？」と腸管が覆いかぶさっていると思ったときは走査している**プローブをぐっと強く体に押し込んでみましょう** 図2 ．そうすると腸管がプローブによって押し込んだ力で膀胱の上から排除され正確なおしっこの量を表した黒い画像を得ることができます．

Q & A

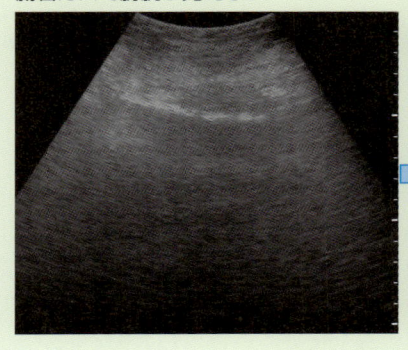

腸管ガスで膀胱が見えない　　　　プローブを押し込むと
　　　　　　　　　　　　　　　　膀胱が見えるようになる．

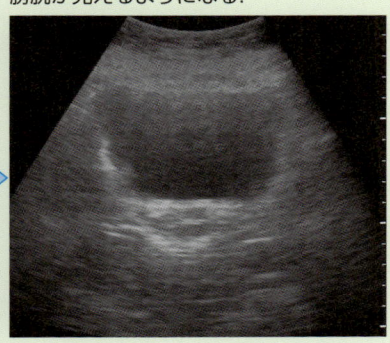

腸管ガスで膀胱が十分に見えない　プローブを押し込むと
　　　　　　　　　　　　　　　　膀胱が見えるようになる．

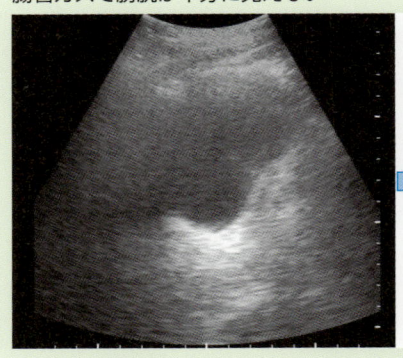

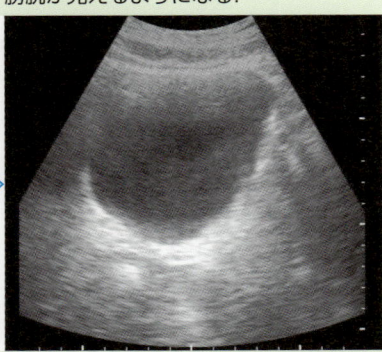

図2　膀胱が見えない時：プローブをしっかり押し込む

第❺章　膀胱エコーのピットフォール

質問③ 黒い部分 2 つ？……あるのですが？

回答③ 黒い領域は原則が 1 つ（膀胱）のみです．2 つ以上見えた時は，膀胱以外の何かも見えていると考えてください．

【解説】

膀胱にパッと当てるとおしっこは画像で黒く描出されますが，その周りも黒く描出されている？　そのようなときはどうしたらよいでしょか．膀胱周辺には色々な臓器が近接しています．女性の場合は卵巣が近接しているため卵巣のう胞（のう腫）があった場合は膀胱に近接して黒く描出されます．

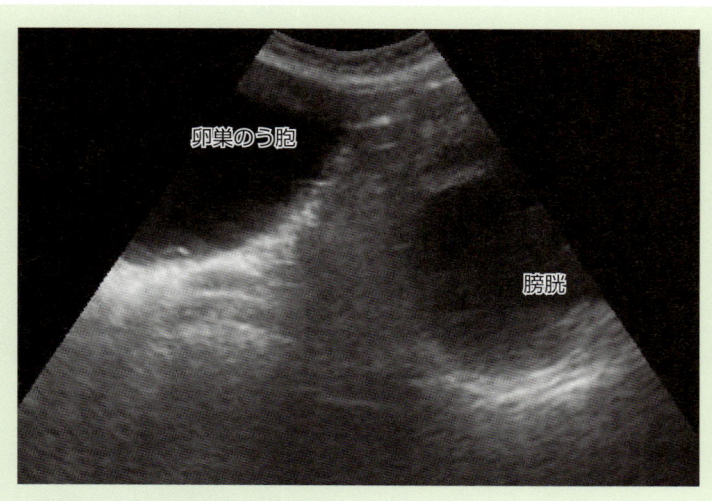

図3 卵巣のう胞と膀胱

卵巣は膀胱を正中に置いて左右に位置しています．「あれっ？」と思ったらプローブを左右に振って（扇操作），描出してみましょう．膀胱に近接して見えた黒い部分が円形・類円形状に膀胱の存在が観察できたら卵巣のう腫を疑い担当医に報告しましょう．

Q&A

　また，膀胱の近辺はダグラス窩とよばれる部分があり，寝たきりの場合，腹腔内で一番低い部分の一部になります．少量の腹水でもここにたまりますので膀胱と近接して黒い画像が得られます．

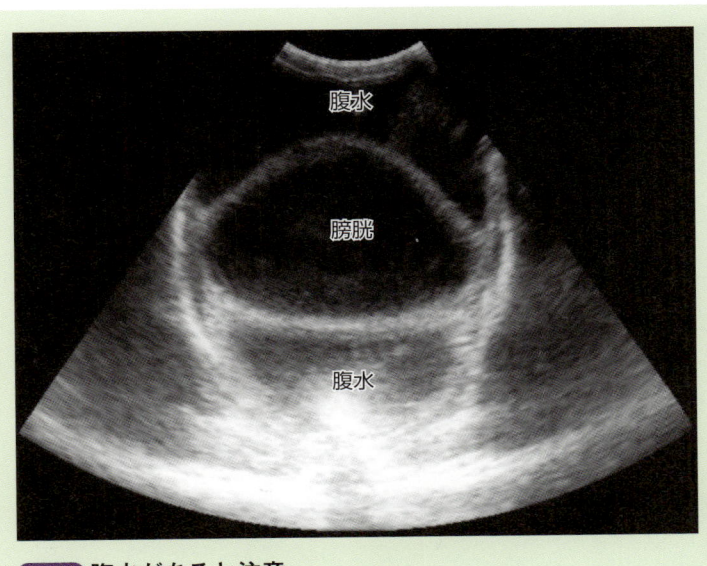

図4 腹水があると注意

　「あれっ？」と思ったらプローブを 90 度回転させて，描出してみましょう．膀胱の臍側に黒い領域が確認できたら，腹水を疑い担当医に報告しましょう．

第5章 膀胱エコーのピットフォール

質問④ 尿閉だけど，原因が……わかりません．

回答④ 医師に報告しましょう．

【解説】

　パッとエコーを当てて黒い部分が画面上に大きく出ていれば「これは尿閉だ！」となります．ところが，高度な排尿障害が生じる明らかな理由（前立腺肥大や膀胱バルーンなど）が見当たりません……そのようなときはどのようにしたらよいでしょうか．

　その場合は，尿道内の閉塞（尿道癌，尿道結石，尿道異物など），膀胱内の閉塞（膀胱がん，膀胱結石，肉柱など）を確認する必要があります．

　正常な膀胱内部は均一で表面はスムーズな状態で観察できます．ところが内部に隆起性の病変が生じた場合は排尿障害を生じる場合があります．もし見つけた場合は原因がわからなければ医師に相談してください．

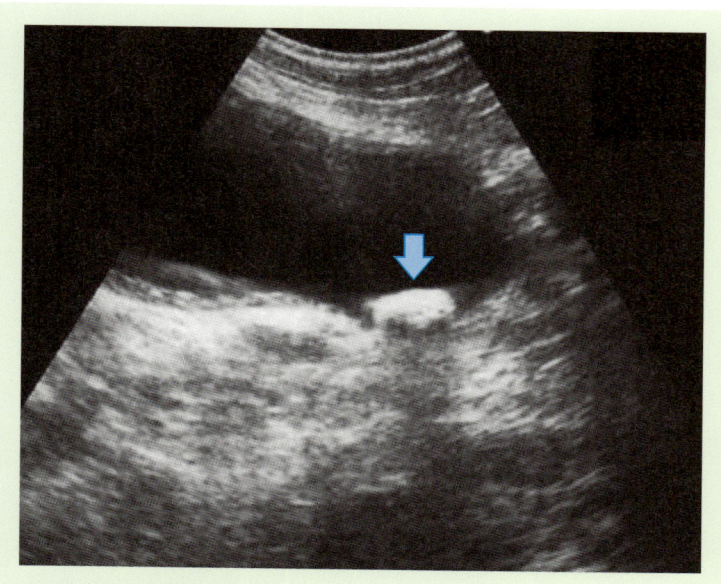

図5 膀胱結石：矢印

Q & A

質問⑤ よく見ると腎臓にも黒い部分があるのですが？

回答⑤ 腎臓までエコーを当てたのは素晴らしいですね．水腎症の可能性がありますので，医師へ連絡してください．

【解説】
　慢性的排尿障害に陥った場合の重篤な合併症に腎不全があります．ある日突然腎機能の低下が！　ということが起こりうることがあります．腎臓は正常に機能している場合は，一定量のおしっこを生成しています．慢性的排尿障害がある場合，膀胱におしっこが多く残っていますので腎臓で生成されたおしっこの行き場所がなくなります．すると腎臓と膀胱の通り道である尿管が拡張し，さらに進行すると腎臓からのおしっこの出口である腎盂が拡張してきます．腎臓にエコーをパッとあてて腎臓の中に黒い画像が観察された場合は水腎症 図6 を疑います．

　一方，腎臓の中に黒い画像が観察される病変に腎のう胞があります 図7 ．

　腎のう胞は良性であることが多いです．両者の判断が難しい時は，医師に報告してください．

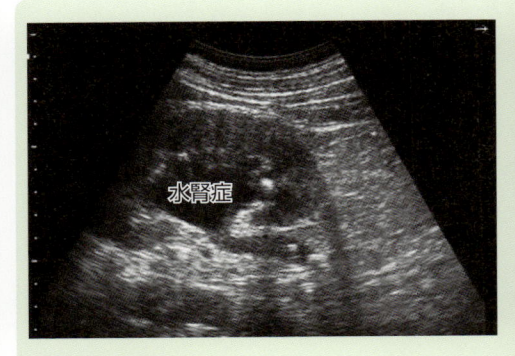

図6　水腎症

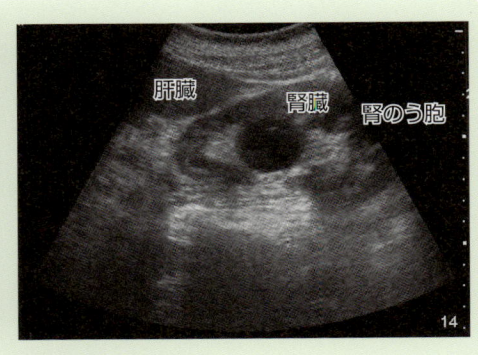

図7　腎のう胞

第5章 膀胱エコーのピットフォール

質問⑥ 肥満体型の方でうまく見えないことが多いのですが？

回答⑥ 肥満体型の方はエコーが難しいことが多いです．

【解説】

　太っていて画像がみにくい患者さんと遭遇した場合，ついついプローブに力が入りがちになります．知らない間に力が入りすぎて「看護師さん，痛いです……」と一言がでることもしばしばあります．おしっこは必ず黒く描出されますのでグッと力を入れる前に，まずはプローブ走査の基本テクニックから見直してアプローチを試みてみましょう．

質問⑦ エコーゼリーを忘れてしまいました？

回答⑦ 少量の水でも代用できますが，慎重に実施しましょう．

【解説】

　エコーはプローブと体を密着しなければ画像を得ることができません．一番ありがちな失敗は，いよいよエコーをという時に「あれっ？　ゼリーがない……」ということです．ゼリーはプローブと体を密着させるために重要です．必ず持っていくように心がけましょう．また，最終手段としては，皮膚とプローブの間に空気が入らなければよいので，少量の水を使用する手段もあります．ティッシュに少量の水を含ませて，患者さんの皮膚を濡らして実施します．なお，患者さんが汗をかいていれば，見えることもあります．

Q & A

質問⑧ エコーのバッテリーが切れそうです．

回答⑧ 充電する場所を決める，またこまめに充電してください．

【解説】
　最近のポケットエコーは，携帯電話やスマートフォンの充電方法で代用可能なことも多いです．訪問看護などでは，移動の車内での充電方法を確認しましょう．医療機関内外いずれにしても，充電する場所を決めておくと，トラブル防止になります．日常業務の動線やチェックポイントに含めることをおすすめします．

質問⑨ エコーゼリーが冷たいのですが……．

回答⑨ ゼリーを事前に温めることがポイントです．

【解説】
　冷たいゼリーを患者さんの身体に塗布することは，不快を与えます．特に寒い冬の場合はゼリーを容器ごとお湯で温めておくような配慮があると，ワンランク上のケアができるスーパーナースになれます．

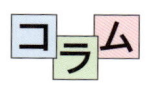

コラム　与那国島でなぜかエコーを持っていた住民の話

　昨年，患者の家族に電話で呼ばれて往診にいった時のことでした．電話の内容は「おしっこの管がちゃんと入っているか先生に診てもらいたい」という相談でした．

　この患者さんは10年以上前に発症した神経難病のため，自力排尿ができない状態となっていました．そのため，診療所に定期的に通院して膀胱留置カテーテルの交換を行い，主たる介護者の患者の妻もいつも付き添ってきていました．だからこそ，電話の内容がどんな意味なのか，ただの心配で電話をしたのか，他に心配事ができたのか正直わかりませんでした．

　私は，往診車の中でずっと電話のことを考えながら患者さん宅へ向かいましたが，そこには想像もつかない光景がありました．妻が"ポケットエコー"を当て膀胱内を見ていたのです．そして，患者さんもその画面を見て確認していたのです．私は戸惑い，状況を飲み込めず，とりあえず患者の妻へ「どうしたのですか？」という質問をしました．妻は私の感じた戸惑いなど関係なく，「バルーンの膨らみが見えない」という返事をしてきたのです．その時に初めて，妻が日頃からポケットエコーを使って患者の膀胱を見ていたこと，気になるとエコーで確認していたことを知りました．

　ところが，この話はこれでは終わらなかったのです．この患者さんの妻は，親族や友人の集まりがあるところにポケットエコーを持っていき，排尿の相談をおこなっていたのでした．充分な医療が届いていないと心配するような離島の端っこで，**医療従事者でもない住民の1人がポケットエコーを使い，家族だけではなく地域住民の相談に乗っていた**のです．その妻に話を聞いてみますと，集まった人たちに排尿に関する相談を行い，尿意があるかどうか，膀胱に尿が充分にたまるかどうか，などをアドバイスしていたようでした．

　これは実話です．誰しも，この話を受け止めるのには時間がかかるでしょう．しかし，現実には，住民が"ポケットエコーを使った暮らしの保健室・相談室"を自然発生的に作り上げていたのです．

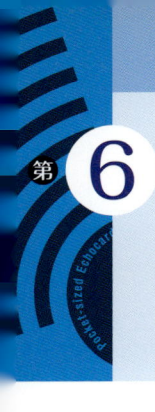

第6章 ポケットエコーは大衆化されたヘルスケア・デバイスの1つ

6-1 みんなで使うポケットエコーは地域のミカタ

　超高齢社会に突入した日本においては，今後1人で多様な病気をもつ後期高齢者が爆発的に増加し，医療機関・体制にとって過大な負担となることは確実視されています．医療分野のビッグデータ　図1　(DPC: diagnosis procedure combination, HIS: hospital information system, レセプトデータ，NDB: national database など)から，誤嚥性肺炎や骨折患者の急増に現存体制の医療機関は対応しきれないことが，都市部中心に日本中で示唆されています．

　在宅医療や在宅での看取りの対象となる患者も急速に増加してゆき，近年では地域包括ケアシステムや医療・介護総合確保法の導入により病院と地域の医療従事者と患者の移動が加速しています．

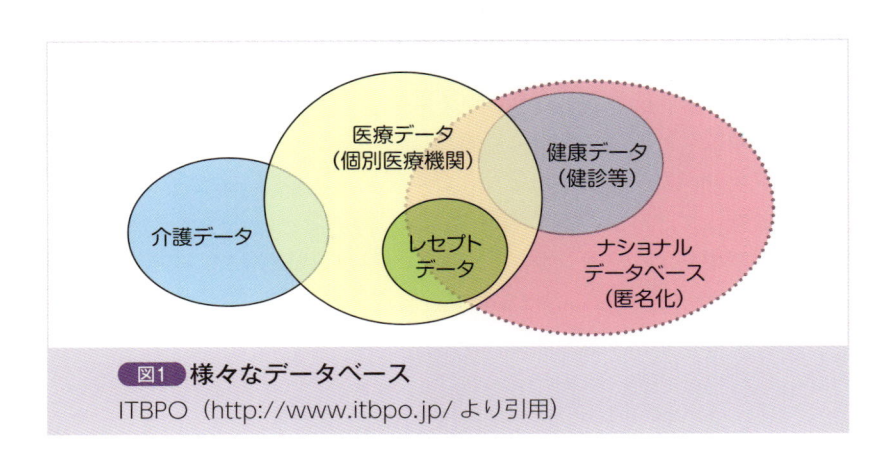

図1　様々なデータベース
ITBPO（http://www.itbpo.jp/ より引用）

第6章 ポケットエコーは大衆化されたヘルスケア・デバイスの1つ

　都会でも在宅専門クリニックなどが増えつつありますが，もはや在宅医療は一部の医療機関が専門として行って需要を満たせるものではなく，院外の検体測定室や，薬事法改正，医薬診断機器の大衆化，企業におけるデータヘルス計画など，医療従事者・医療機関だけでなく地域全体の"総力戦"を必要とする様相を呈しています．

　近年，**高齢化先進国・日本がこの超高齢社会をどのように乗り切るかを各国が注目**しています．介護ロボット，iPS 細胞など裕福層向けの医療産業だけでは，多くの住民のケアを担うことは現実的ではありません．人のロボット化や管理だけでなく，**ヒトが人としての生き方をサポート**するための仕組みの重要性も浮き彫りになっています．このような背景で，地域の医療・ヘルスケアの全体の底上げのためイノベーション（革新）の必要性を痛感しています．そのための1つが，**ポケットエコー**と称される携帯型超音波診断装置と考えています．

6-2 医療機器の進歩が現場に与える影響

6-2-1 技術のアクセスに対する集約化と分散化

　技術の進歩は「個別→集約化→分散化・個別化」という流れが一般的です．それは，コミュニケーションという分野では，1：1の個別の関係（手紙など）から，専門機器とそれを扱える専門職が1箇所に集まって集中業務（電話交換，電報など）を行うように集約化されました．そして，公衆電話（地域に1つ）から，固定電話（家庭に1つ）と特定集団に1つという単位に分散化しました．さらに，ポケットベルから携帯電話・スマートフォン（1人1台）に個別化されていきました．この流れは，他の産業でも同じとされています．買い物では「商店街→スーパーマーケット・デパート（集約化）→オンラインショッピング（個別化）」，教育では「私塾→学校（集約化）→オンライン教育（個別化）」，音楽では「ライブ演奏→レコードや CD compact disc（集約化）による配信→デジタル音源配信（分散化）」などです．

　医療分野では，1930 年代は，訪問診療が医療の3割を占めていたとい

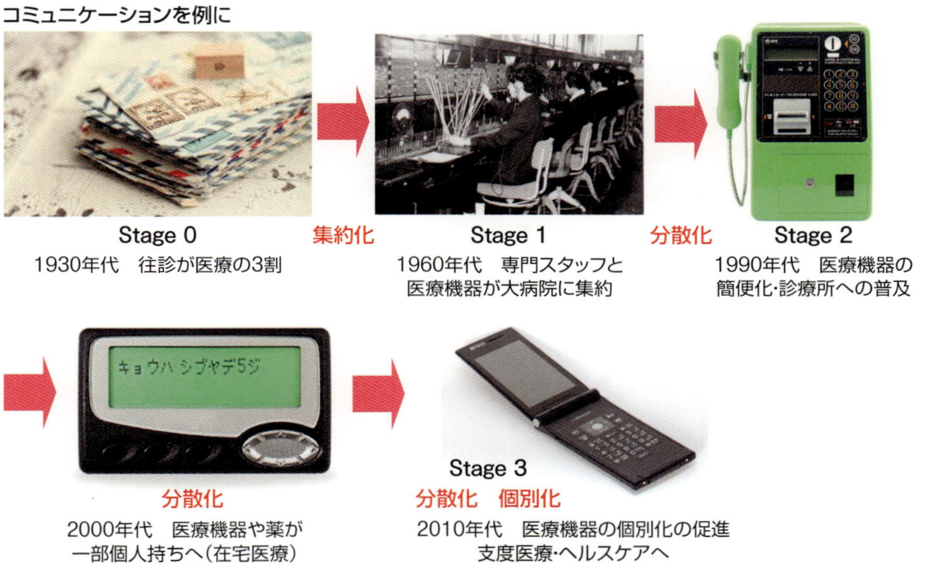

6-2 医療機器の進歩が現場に与える影響

コミュニケーションを例に

Stage 0 1930年代 往診が医療の3割
→ 集約化 →
Stage 1 1960年代 専門スタッフと医療機器が大病院に集約
→ 分散化 →
Stage 2 1990年代 医療機器の簡便化・診療所への普及
→ 分散化 →
Stage 3 分散化　個別化 2010年代 医療機器の個別化の促進 支度医療・ヘルスケアへ

（※途中）分散化 2000年代 医療機器や薬が一部個人持ちへ（在宅医療）

図2　技術のアクセスに対する集約化と分散化
演算，買い物，印刷，教育，音楽，医療も同じ流れにあると理解されている．

う報告があります．その理由としては，医療機関内でも医療機関外でも実施できる医療行為に大きな差がなかったことが一因と考えられています．1960年代は，医療機器の進歩やそれを扱える専門職が1箇所に集まって高度な医療を提供するために総合病院が生まれました（集約化）．1990年代は，医療機器の低価格化や軽量化などの流れにより，中小規模の医療機関でもCTやMRIなどの高度医療機器が普及しました．2000年代は，在宅医療が推進され始めました．バイタルサイン測定や簡易検査という検査部門と，在宅酸素療法など治療部門の両者が，医療機関外でも実施可能になったことにより，医療機関内と医療機関外で提供できる医療の質の差が小さくなってきました（分散化）．そして，2010年代は，ウェアラブルデバイスなど，さらなる医療機器の進歩による個別化が進んできています．

6-2-2 医療機器の進歩が医療現場に与えてきた影響

　歴史的には，コンピューター断層撮影法（computed tomography: CT）という身体にX線を照射し身体内部を画像化する検査の登場は，脳卒中診療に必要な医師の技術を変えました．従来，脳梗塞と脳出血を診察で見分ける問診や身体診察の技術が必要でした．しかし，CT検査が普及した現在において有益な診察技術は「速やかに，あるいは至急で，頭部CT検査の要否を判断する技術」となったのです．

　これは高度な医療機器だけの話ではありません．発熱や血圧が高いという患者の主訴は，現代ではあまりにも一般的であり，日本の医師・看護師で対応したことがない人は稀でしょう．1980年代に家庭向けの電子体温計が販売開始され，昔の寒気・体熱感という主訴は「熱が高い」という主訴に変わりました．また，1963年に自動血圧計が開発され，1980年代後半に軽量小型携帯式自動血圧計が販売され家庭で血圧が測定されるようになりました．その結果，白衣高血圧症や家庭血圧という概念が作られ医学の進歩にも寄与しましたが，一方で家庭血圧の測定により「血圧のせいで調子が悪いのかもしれないという不安」という主訴を生み出し，これに対する医学的対応も研究されることになりました❶．機器の進歩は，外来患者の主訴や統計データを変えていくことは稀ではないのです．

　機器の進歩と医療技術の大衆化は，従来医療機関内でしか実施できなかった検査，医師にしかできなかった診断・判断を医療機関外で実施可能にしています．近年では，腕時計型デバイスでバイタルサイン（例：血圧，脈拍数，酸素飽和度），コンタクトレンズで持続血糖値検査，Tシャツで心電図測定，注射針を使用しない採血・検体検査技術，医師向けの診断支援ツールだけでなく，患者向け人工知能によるオンライン診断支援ツールなども出現しています．

6-2-3 患者の主訴・不安も増えていく

　救急対応などの病院受診の相談電話時に，自分のバイタルサインを報告する患者も着実に増え，現場での適切な対応に苦慮している看護師の声も増えています．そのため，医師の診療の流れも途切れがちになり，業務効率が落ちる状況も聞こえてきています．今後は，SpO_2の値が低い・安定

6-2 医療機器の進歩が現場に与える影響

```
Pt: 具合が悪いのですが，今から診ていただけますか？
Nr: どのように悪いのですか？
Pt: 朝から熱っぽくて，咳が出て，夕方になってだんだん
    息苦しい感じがしてきました．
Nr: 熱は何度ですか？
Pt: 測っていません．     【体温計】
Nr: 寒気は？
Pt: まだあります．       【SpO₂】
Nr: どのくらい息苦しいですか？
Pt: ど・の・く・ら・・いと言っても・・・
Nr: 水分は取れますか？
Pt: はい．                        【マイナンバー】
Nr: これまで大きな病気は？  かかりつけの医院は？
Pt: ありません．
Nr: それでは，明日受診ではいかがですか？
Pt: 待てないんだ！
Nr: それでは，16 時の受付までに来られますか？
Pt: まだ仕事中だから，18 時くらいになる．
Nr: それであれば，明日の受診ではいかがでしょうか？
Pt: どうして？　具合が悪い患者を診ないのか？
Nr: そこまで重症の様子には感じませんので，日中の
    時間帯で願えますか？  【リスク判断】
Pt: 重症だったら責任とるのか！　救急病院だろ，
    それなら救急車で行けば診てくれるのですよね！？
```

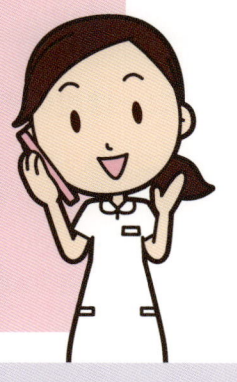

図3 40歳男性，15時に病院に電話相談中

しない，心電図波形が気になる，エコー画像を見て欲しいなどといった主訴の患者が益々増えてくるでしょう．経験で判断していた内容と大衆化された医療機器による測定値を合わせて，現場で判断するスキルが求められます．そして，社会制度の変化も伴い，医療従事者の仕事・業務に必要なスキルも変わり，新しい環境に対応する必要がでてきます 図3．

患者への受療行動の指示も，「救急車，救急病院受診，平日にかかりつけ医を受診，自宅経過観察」という選択肢に加えて，「検体測定室，コンビニエンスストア，薬局，暮らしの保健室」などの自宅と医療機関の中間ヘルスケア対応施設が今後加わることになるでしょう．このように，医療機器の進歩と大衆化と社会制度の変化による医療・ヘルスケア現場の変化に適切に対応できなければ，医療従事者・患者を含む地域の混乱をきたすこと

は容易に想像ができます．

　病院から在宅・院外へのヒト・カネ・モノの大移動が加速する昨今，医療機器の地域での判断基準（医療機関への連絡基準であり病気の診断基準ではない）を代表とするような，大衆化された医療機器と地域ヘルスケアを適切に紡ぐためには，質の担保を含めたシステム・プラットフォームの整備が急務です．今回の主に看護師を対象としたポケットエコーの教育コース（PELS）はその第一歩であると考えています．

6-3　超音波診断装置（エコー）も大衆化された

6-3-1　エコーは誰のモノ？

　エコーはそもそも医薬品医療機器等法（旧薬事法）のClass Ⅱで，電子体温計や電子血圧計と同じ分類の非侵襲型の医療機器です．保険診療コストを算定するには，医師または臨床検査技師・診療放射線技師・看護師・准看護師が実施し医師がサインすることが必要です．そもそも，日本では保険診療コストに反映しなければ，誰が使用してもよい機器です．最近では，様々な医療関係者がエコーを使用しています．例えば，鍼灸師が鍼先の位置確認や気胸の除外のために，リハビリスタッフが嚥下の評価・サルコペニアの評価・運動器評価・学習のために，看護師が看護アセスメント，スポーツジムで体脂肪と筋肉量測定のために，などです．将来的には，医師用のエコー，medical staff用のエコー，一般人用のエコーの3種類に分類され，エコーが家電量販店で販売される日も遠くないかもしれません．

6-3-2　ポケットエコーは診断よりも判断

　ポケットエコーを使用する際の一番の注意点は，高機能の設置型エコーの延長として「使用しない」ことです．パソコン機器類が「デスクトップ・ノートパソコン・スマートフォン」と進歩し皆さんの生活で使い分けているように，エコーも「検査室の設置型・外来の移動式・どこでも携帯（ポケットエコー）」と同じ道を歩んでいます．だれも，スマートフォンで動画処理をしたいとは思いませんし，デスクトップを持ち歩きたいとも思いま

せん．**検査室内の設置型エコーは検査室内での役割が今後も残ります**．しかしポケットエコーの価値はそこにはありません．誰もが1人1台使う道具としてのポケットエコーの使い方は「その場で手軽にちょっと確認」です．私達が生活で「デパート・スーパー・コンビニエンスストア」，「フルコース・定食屋・ファーストフード」を使い分けているように，「検査室の設置型・外来の移動式・ポケットエコー」も使い分けられる種類なのです．**各種エコーは検査室で行うものという固定概念は外れ，もはや「診察の一部」**です．現場の診療を迅速かつ確実なものとし，患者・スタッフ・地域の満足度を決定的に上げる道具になりつつあります．

【在宅領域を例に】

　前述した通り，誤嚥性肺炎，慢性心不全をいかに院外でマネジメント可能かを，高齢化社会では期待されています．呼吸不全の高齢者の救急対応における一番の関心事は，「この場（在宅など）で対応できるか」，「救急病院へ搬送が必要か」，必要なら「循環器の病院か？　呼吸器の病院か？」と判断することです．そこに，"心筋梗塞"という診断名は必ずしも必須ではありません．心疾患か肺疾患かの鑑別するためのエコーのプロトコールにはBlue protocolがあります[1]が，この考え方は在宅医療でも有用です（小林 只，著．ポケットエコー自由自在，中外医学社，2013）．現在では，検査室にあるような最新の設置型エコーのような高解像度ではない現在のポケットエコーでも，肺エコーにより心不全の有無を判断することは難しくはありません．現に，2015年には外来看護師による慢性心不全の管理のためのエコーの有用性のランダム化比較試験が報告されているほどです．米国の看護師主導のクリニックで，慢性心不全患者を対象に，看護師が胸腔内液体と下大静脈（IVC）を実施することで適切な薬物投与（利尿薬など）に寄与しました[2]．

　今後増大する誤嚥性肺炎に対しても，エコーは有用と考えています．小児から成人まで市中肺炎におけるエコーの診断とフォローアップの精度は非常に高いと報告されています[3,4]．まずは，誤嚥性肺炎の部位を継続的にエコー画像として記録する（ほとんどは後背区域．医師が診断した肺炎の部位を目印付けておけばさらによい）ことから始めることを勧めています．

　いずれにしても，その現場全体の労力を適正化することを目標に据えた

エコーの使用方法が強調されるべきであり，医師や特定の医療従事者の自己満足に陥ってはなりません．

6-4 質の担保と教育

　エコーは次世代の聴診器とも言われ始め[5,6]，医学生と初期研修医はもちろん，外来，病棟，ICU セッティングを対象とした診断率向上を示唆した研究とそのための教育コースが世界中で始まっています[6-10]．そして，次世代の医師はエコーを診察の一部として実施している姿が期待されています[5]．また，臨床だけではなく，医学生の解剖実習にエコーを使用し学習効果の向上が示されています[4]．本分野のエコー使用の習熟度[12]は，①エコー機器の性能に大きく依存しない（最近のポケットエコーの解像度や質は最低限を担保している）．一方，画質向上は時間の問題でしょう，②エコー機器へのアクセスがよい（すぐ使用できる環境），③検査室で実施されるエコーの概念と違うことへの気付き，に大きく依存しています．前述のように，救急領域，循環器領域は早々にエコー教育の仕組みが作られてきました．しかし，在宅領域での教育コースはまだありませんでした．2016年，日本で超高齢化社会を支えるための高齢者対象のエコー教育コースである Pocket Echo Life Support（PELS）が始まりました．

6-5 多職種のエコー診察がますます普及するために

6-5-1 エコー診察が普及するためのポイント

　エコー診察が普及するには，4 つの条件があると考えています：
1) エコー機器の低価格化，
2) エコー機器の操作性の向上，
3) エコー機器が身近にあること，
4) 教育・質の担保．

6-5 多職種のエコー診察がますます普及するために

　これまでのエコー機器は高価であったがために，検査室などの金庫にしまわれて特定の人しかアクセスができないようになっていました．簡便性・稼働性が利点のエコー機器にとって，使いたい時に手元にないのは大きなデメリットです．画質の向上は目覚ましく，精密診断はともかく，スマートフォンのように使用するエコー機器という分野では，近年のポケットエコーは十分な画質が担保されています．そして，多職種でエコーが使用され，医師が1人1台使用できる条件下で，その使い方が教育方法とともに担保された時，新しいエコー文化が形成され，多くの人びとの役に立つでしょう．

6-5-2 職種毎に分けた教育

　医療機関外で医療行為の質を担保するためには，医師はもちろん看護師や救急救命士などの多職種を対象とした一定のトレーニングが必要になります．医療行為に関わる状況が職種毎に異なるため，職種・立場毎に達成されるべき目標は異なり，習得の優先順位があります．しかし，在宅医療や複数疾患を抱えた高齢者を適切にマネジメントできるようなトレーニングは各自に任されているのが現状であり，不安を抱えながら医療・介護に携わっている医療従事者は多いのです．各職種の教育コースの試験方法まで構想に入れたシミュレータによるトレーニングコースを想定することが大事になります．PELS教育コースは，主に看護師を対象とした内容を提示していますが，シミュレータは学生の卒前教育にも有効利用が可能であり，超高齢社会における医療者の社会的使命を伝える場にもなることも期待しています．

今後の展望
【大衆化された機器のプラットフォーム形成を目指して】

　医療はアート＆サイエンスと称されることがあります．サイエンスは医学・研究のことであり，アートはそれ以外の知恵・技巧・コミュニケーションなどを含む医療と定義される傾向にあります．問診と診察に関するアート＆サイエンスは，この100年あまりの間，西洋医学で受け継がれてきました．

　しかし，アートとサイエンスの両者の境界は曖昧であり，時代や分野によって変化します．これまで，医学や医療は医療機関内で主に行われてきました．しかし，現代（世界一の高齢化社会である日本では特に）では，サイエンスの領域にITや機器開発や情報・ビッグデータといった医療の枠を超えた地域ヘルスケアという分野が急速に広がりつつあります．

　我々医療従事者は，より一層の地域ケアの視点が求められているわけですが，進歩する医療機器とヘルスケア・デバイスを医療機関と地域全体を含めて，どのように扱っていくのかを積極的に考えていく必要があるでしょう．言い換えれば，人々にとって必要かつ身近な医療を時代の要請に合わせて発展的転換をはかることでもあります．これは，遅れて高齢化の進行するアジア諸国の近未来にとって，格好の社会目標となるでしょう．これからの医療従事者は，「保険診療外のヘルスケア・デバイスのマネジメントを含めて地域ケアを行える態度」で，大衆化された機器のプラットフォーム形成が意識された活動が進むことを期待しています．

【日本語：参考文献】
- 小林只．ポケットエコー自由自在．中外医学社（2013）
- 小林只．「総合診療医の視点から開発されたイノベーションによる超高齢化時代への対応策－総合診療新分野の提言－」第7回日本プライマリ・ケア連合学会　学術大会総会　ポスター発表（2015年6月）．

【英語：参考文献】

1. Wolf SJ, Lo B, Shih RD, et al. Clinical policy: critical issues in the evaluation and management of adult patients in the emergency department with asymptomatic elevated blood pressure. Ann Emerg Med. 2013; 62 (1): 59-68.
2. Gundersen GH, Norekval TM, Haug HH, et al. Adding point of care ultrasound to assess volume status in heart failure patients in a nurse-led outpatient clinic. A randomised study. Heart. 2015: heartjnl-2015-307798.
3. Reissig A, Copetti R, Mathis G, et al. Lung ultrasound in the diagnosis and follow-up of community-acquired pneumonia: a prospective, multicenter, diagnostic accuracy study. Chest 2012; 142 (4): 965-72.
4. Volpicelli G, Elbarbary M, Blaivas M, et al. International evidence-based recommendations for point-of-care lung ultrasound. Intensive Care Med. 2012; 38 (4): 577-91.
5. Solomon SD, Saldana F. Point-of-care ultrasound in medical education--stop listening and look. N Engl J Med. 2014; 370 (12): 1083-5.
6. Arienti V, Di Giulio R, Cogliati C, et al. Bedside Ultrasonography (US), Echoscopy and US Point of Care as a new kind of stethoscope for Internal Medicine Departments: the training program of the Italian Internal Medicine Society (SIMI). Int Emerg Med. 2014; 9 (7): 805-14.
7. Andersen GN, Viset A, Mjølstad OC, et al. Feasibility and accuracy of point-of-care pocket-size ultrasonography performed by medical students. BMC Med Educ. 2014; 14 (1): 156.
8. Alsma J, Bosch FH. Ultrasound for internists: changing bedside examination. Neth J Med. 2015; 73(3): 98-9.
9. Trovato F, Musumeci G. Lung ultrasound: the need of an adequate training for the next generation of internists. Neth J Med. 2015; 73 (6): 305-5.
10. Counselman FL, Sanders A, Slovis CM, et al. The status of bedside ultrasonography training in emergency medicine residency programs. Acad Emerg Med. 2003; 10 (1): 37-42.
11. Kondrashov P, Johnson JC, Boehm K, et al. Impact of the clinical ultrasound elective course on retention of anatomical knowledge by second-year medical students in preparation for board exams. Clin Anat. 2015; 28 (2): 156-63.
12. Lichtenstein DA, Meziere GA. Relevance of lung ultrasound in the diagnosis of acute respiratory failure: the BLUE protocol. Chest. 2008; 134 (1): 117-25.

あとがき

ポケットエコーが使用されて欲しい意義を再掲します．

1. 「目の前で患者さんにエコーをあてて，共有し，なおかつ治療する」ことの意味をみなさんに伝えることです．圧倒的可視化と共有は，患者さんに対して・説得力があるばかりか，患者さんに治療に対する主体的参加を促します．
2. 「医師と患者がともに話し合って」治療を決定できたり，その結果について論議することができます．
3. 看護師はじめ他の職種がエコーを用いて情報を共有することは，理学療法士や鍼灸師などの意見の説得力を増し，医師の意味ない優位性を減じ，真の意味での多職種連携につながっていけることになります．
4. エコーはプライマリケア医の診断・治療能力を著しく高める「パワーアシストスーツ」としてだけでなく，「患者さんやほかの職種とのコミュニケーションツール」になりえます．

医療機器としてのブラッダースキャンも，"ゆりりん"といった一般人でも使用できるヘルスケア・デバイスに拡張され，普及しようとしています．検査室で医師や一部の医療者が精密診断のために使用していたエコーから，誰もが判断のために使用できるポケットエコーへと大衆化されつつあります．

これらの大きな流れは，「医療の民主化」につながることでもあり，やはり「革命の進行」といえるでしょう．我々，医療スタッフは，医学と医療機器の進歩に加えて，患者および地域が安心して健康や病気と共存するための新しいシステムやルールを作る必要があります．今回のPELS（ポケットエコー・ライフ・サポート）コースが，その第一歩となることを期待しています．

山梨市立牧丘病院　古屋　聡

索引

あ行

アート＆サイエンス	154
新しいエコー文化	153
医師	1
相談	63, 79
報告	140
萎縮性腟炎	40
1回の排尿量	40
溢流性尿失禁	35, 43, 112
イノベーション	1
医薬診断機器	146
医療・介護総合確保法	145
医療機関	4
医療機関外	3
医療機関受診	63, 74
医療機関受診のタイミング	75
医療機器開発	128
医療従事者でもない住民	144
胃ろう	4
飲水制限	92, 93, 98
飲水量	88
ウェアラブルデバイス	147
うっ血性心不全	54, 92, 93, 99
運動器エコー	4
エコー	98
エコーゼリー	24, 142
嚥下	150
扇操作	15, 27
おしっこのトラブル	111

か行

介護施設	4
介護タクシー	74, 79
回旋操作	15, 27
外尿道括約筋	41
解剖実習	152
外来看護師	83
過活動性膀胱	23, 31, 40, 46, 48, 49, 62, 112, 113, 131
革新	1
可視化	124
下肢のむくみ	88
下肢浮腫	99
下大静脈	5, 105
家電量販店	150
下部尿路閉塞	40
看護師	1, 3
看護師特定行為	104
感染管理	69
感染症	74
浣腸	103
機器の性能	2
機器へのアクセス	2
機能性尿失禁	44, 112
機能的尿失禁	112
救急外来	105
救急救命士	3
救急搬送	74
急性胃腸炎	74
キューブ	16, 24
50mL	17, 19, 34, 60, 72, 90, 108
150mL	17, 20, 34, 60, 72, 90, 108
300mL	17, 21, 34, 61, 73, 91, 109
尿閉＋バルーン	17, 22, 34, 61, 73, 91, 109
教育コース	2, 152
胸水	99, 106

共通認識	128
胸部X線ポータブル	105
業務効率改善	81
暮らしの保健室	144, 149
クレアチニン	86
ケアマネージャー	83
経過観察	100
軽症心不全	101
頸静脈	106
携帯型心電図	96
携帯型超音波診断装置	1, 146
携帯電話	143
軽度のうっ血性心不全	98
軽度の脱水	79, 82
経鼻胃管	4
検査室のエコー	81, 100
検体測定室	149
現場の判断	86
抗コリン薬	42, 110
誤嚥性肺炎	4, 103, 145
骨折	131, 145
骨盤底筋群	35, 41
コミュニケーション	2, 104, 128
コリン作動薬	43
コンビニエンスストア	149
コンベックス型プローブ	10

さ行

採血	86, 96
在宅医療	3, 86, 145
サルコペニア	4, 150
酸素投与	105
残尿測定	44
残尿量	5, 70, 110, 120
弛緩性膀胱	23, 40, 43, 46, 50, 51, 62, 112, 115
子宮脱	40
次世代聴診器	2, 152
重症心不全	101

手術後の排尿管理	69
手術療法	47
出産後の女性の排尿トラブル	69
准看護師	1
小児	70, 87
初学者	7
処置エコー	4
鍼灸師	150
神経因性膀胱	40, 43, 70, 131
心身症	124
腎臓	12
心電図	105
心電図モニター	105
腎のう胞	141
心不全	31, 40, 45
診療放射線技師	1
水腎症	12, 141
水分摂取過剰	96
スポーツジム	150
スマートフォン	1, 143, 150
スライド操作	15, 27
生化学	96
生活サポート	110
正常排尿サイクル	37
精密検査	124
セクタ型プローブ	10
設置型エコー	13
切迫性尿失禁	42, 44, 112
全身状態	74, 77
前立腺	35
前立腺結石	47
前立腺肥大	5, 39, 64
前立腺肥大症	40, 42, 43, 46, 88, 112, 131
卒前教育	3, 153

た行

体液管理	5
対応基準	128

大衆化	145, 154		尿検査	86
大腿直筋エコー	4		尿素窒素	86
ダグラス窩	139		尿道	35
多職種	3, 153		尿道異物	140
多職種連携	2		尿道括約筋	36
脱水	31, 38, 53, 74		尿道癌	140
脱水管理	100		尿道結石	140
縦操作	27		尿閉	5, 39, 45, 62, 64, 79, 82, 124, 140
タブレットホルダー	16		尿漏れ	111, 124
胆のう	12		尿量確認	81, 100
地域包括ケアシステム	145		尿路感染症	74
蓄尿障害	35, 46		認知症	44
恥骨	24, 132		寝たきり	131
中間ヘルスケア対応施設	149		熱中症	74
中枢熱	74		寝る前の膀胱エコー	119
中等度の心不全	96, 101		脳血管障害	42, 43
中等度の脱水	78, 82		脳梗塞	88
腸管ガス	130, 135		脳卒中	74
超高齢社会	2, 145, 152		ノートパソコン	1, 150
強い脱水	77, 82			
デイサービス	128		**は行**	
ティッシュ	142		肺エコー	4, 106
データヘルス計画	146		肺炎	74
摘便	103		バイオ・フィードバック法	124
デスクトップパソコン	1, 150		肺水腫	99, 106
デメリット	100		バイタルサイン	13, 69, 75, 77, 89, 98
電子血圧計	1		排尿確認	53
電子体温計	1		排尿訓練	124
点滴ルート確保	105		排尿障害	43, 46, 140
転倒	118, 121, 131		排尿トラブル	132
トイレへ誘導	110, 116		排尿日誌	44, 132
導尿	31, 39, 70, 82, 102, 110		廃用	4
トレーニングコース	3, 124, 153		発熱患者	12
トロポニンT	100		ビッグデータ	145
			ピットフォール	134
な行			1人1台	153
肉柱	140		肥満体型	142
尿意	53, 110, 114, 115, 117		非薬物治療（療法）	47, 131
尿意切迫感	42			

索引 159

語	ページ
頻尿	124
腹圧性尿失禁	35, 44, 112
腹水	139
腹部エコー	12
腹部マッサージ	103
負のスパイラル	54, 99
不眠症	40
ブラッダースキャン	129, 133
プラットフォーム	150
プローブ	16
プローブの持ち方	14
ヘマトクリット値	86
ヘルスケア	1
ヘルスケア・デバイス	145, 154
膀胱エコー	2, 4, 10, 15, 69, 110, 127, 131, 134
膀胱エコーの手順	28
膀胱炎	40, 44
膀胱がん	44, 140
膀胱頸部硬化症	43, 46, 47
膀胱結石	44, 140
膀胱シミュレータ	3, 10, 16, 24, 135, 153
膀胱収縮筋	36
膀胱腫瘍	5
膀胱（内）容量	30, 124
膀胱の病態生理	112
膀胱バルーン	39, 52, 57, 64, 70, 81, 88, 100
抜去	127
訪問看護	59, 88, 104
訪問看護師	83, 128
訪問看護ステーション	57
訪問診療	129
訪問リハビリ	88, 128
補液速度	31
ポータブルトイレ	131
ポケットエコー	1, 10, 67, 81, 100, 103, 124, 143, 144, 145

語	ページ
歩行障害	44

ま行

語	ページ
末血	96
末梢静脈ルート	77
慢性腎臓病	88
慢性心不全	4, 88, 92
慢性前立腺炎	47
看取り	87
メリット	81
モニター	16, 105
モニタリング	110

や行

語	ページ
夜間排尿	118, 121
薬物治療	47
薬物療法	110, 131
薬局	149
ゆりりん	133
横操作	27
与那国島	144

ら行

語	ページ
卵巣のう腫	138
卵巣のう胞	138
リニア型プローブ	10
利尿薬	31, 93, 96, 98, 99
リハビリ	96, 107, 124
リハビリスタッフ	150
臨床検査技師	1
ルール	128
ルール作り	100

欧文

語	ページ
α 遮断薬	42, 43, 110
ADL	111
A-line	106
$\beta 3$ 受容体作動薬	42
B-line	106

inferior vena cava (IVC)	5, 105	PSA 値	103
NT-proBNP	96, 100	QOL	111, 130
pediatric advanced life support (PALS)	2	QOL の低下	111
		TOT 手術	41
pocket echo life support (PELS)	2, 150, 152	TVT 手術	41

Pocket Echo Life Support 教育シリーズ
みるミルできる ポケットエコー ①膀胱 ⓒ

発　行	2016年4月20日　1版1刷
監修者	ヘルスケア人材育成協会
発行者	株式会社　中外医学社 代表取締役　青木　滋 〒162-0805　東京都新宿区矢来町62 電　話　（03）3268-2701（代） 振替口座　00190-1-98814番

印刷・製本／横山印刷㈱　　　　〈MS・YI〉
ISBN978-4-498-01374-2　　　　Printed in Japan

JCOPY ＜（社）出版者著作権管理機構　委託出版物＞

本書の無断複写は著作権法上での例外を除き禁じられています．複写される場合は，そのつど事前に，（社）出版者著作権管理機構（電話 03-3513-6969, FAX 03-3513-6979, e-mail: info@jcopy.or.jp）の許諾を得てください．